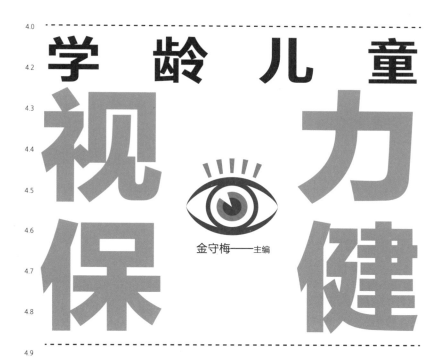

学龄儿童
视力保健

金守梅——主编

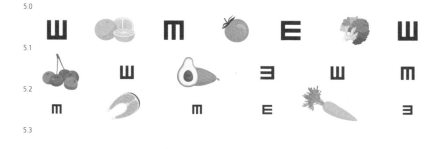

黑龙江科学技术出版社
HEILONGJIANG SCIENCE AND TECHNOLOGY PRESS

图书在版编目（CIP）数据

学龄儿童视力保健 / 金守梅主编 . -- 哈尔滨：黑
龙江科学技术出版社, 2024. 9. -- ISBN 978-7-5719
-2576-5

Ⅰ . R779.7

中国国家版本馆 CIP 数据核字第 2024BZ7787 号

学龄儿童视力保健
XUELING ERTONG SHILI BAOJIAN
金守梅　主编

出　　版	黑龙江科学技术出版社	
出 版 人	薛方闻	
地　　址	哈尔滨市南岗区公安街 70-2 号	
邮　　编	150007	
电　　话	（0451）53642106	
网　　址	www.lkcbs.cn	

责任编辑　孙　雯

设　　计　深圳·弘艺文化　HONGYI CULTURE

印　　刷	哈尔滨市石桥印务有限公司
发　　行	全国新华书店
开　　本	710 mm × 1000 mm　1 / 16
印　　张	11.25
字　　数	160 千字
版次印次	2024 年 9 月第 1 版　2024 年 9 月第 1 次
书　　号	ISBN 978-7-5719-2576-5
定　　价	45.00 元

　　学龄儿童的视力健康对他们的学习和发展至关重要。在现代社会生活和学习中，随着电子设备的普及和学习负担的增加，近视人群越来越壮大，且愈加呈现低龄化的趋势。学龄儿童面临着日益严重的视力问题，近视率呈不断上升趋势。

　　如何保护孩子的视力成为每个家长非常重视的问题。

　　从眼睛的主要构造和功能中，我们可以更好地认识孩子的眼睛。根据视力的发育特点和影响因素，我们应该懂得如何保护视力。同时，作为家长，还要学会看懂孩子的视力检查表，从孩子的日常习惯中早发现视力问题，早治疗，才能更好地守护好孩子的视力。

　　除了遗传因素，孩子不正确的用眼习惯以及不健康的用眼环境都对视力有很大影响。如何创造有利于视力保护的用眼环境？怎样科学使用电子产品？户外活动多久比较合适？什么运动最护眼？哪些是伤害眼睛的坏习惯？……在本书中，关于孩子用眼的科学小知识统统告诉您，让家长不再迷茫，帮助孩子顺利度过近视高发期。

　　明亮的双眼需要蛋白质、维生素、钙、锌等多种营养的持续供给。要想孩子拥有炯炯有神的眼睛，家庭日常饮食也不能忽略。本书为家长详细介绍了眼睛所需的各种营养物质，哪些食物对眼睛有益，哪些食物对视力有害，并精心设计了许多护眼食疗方，帮助家长轻松准备健康均衡的护眼膳食，让孩子远离危险食物，使孩子的视力在不知不觉中得到提高。

视觉训练是一种帮助孩子改善视力和保护眼睛健康的训练方法。通过针对性的科学视觉训练，可以治疗早性斜弱视、视功能异常等，让孩子具备良好的双眼视功能。本书为家长提供了在家就可以操作的简单视觉训练方法，但需要注意的是一定要在专业医生的指导下进行。

配镜治疗是孩子视力问题的常见治疗方法。配镜并不能治愈近视、远视，也不能完全控制住度数，却关乎着孩子视力的进一步防控。如何科学地配镜和选择，更是一门大学问。本书详细介绍了配镜的有关知识，让家长在千头万绪中找到适合自家孩子的配镜指南。

本书还通过浅显易懂的文字为家长科普了真假近视、斜视、弱视、远视等各种视力问题，让您充分了解孩子的视力问题，并有针对性地辅助训练。

眼睛是孩子的心灵之窗。好的视力不仅对学习有益，还对孩子的生活和社交活动产生着积极的影响。作为家长，帮助孩子更好地应对视力挑战，守护好学龄期视力的这一重要关口，迫在眉睫！

本书中提到的所有关于视力的训练方法及配镜需求，请先咨询专业眼科医师的意见，再进行针对性训练。

第一章 拥有好视力，学龄儿童期不可错过

第二章 呵护视力，从良好用眼习惯开始

第三章　预防近视，平衡膳食是关键

第四章 视觉训练真的有用吗

第五章 小配镜大学问，做到科学防控

第六章　视力问题大不同，要针对性保健

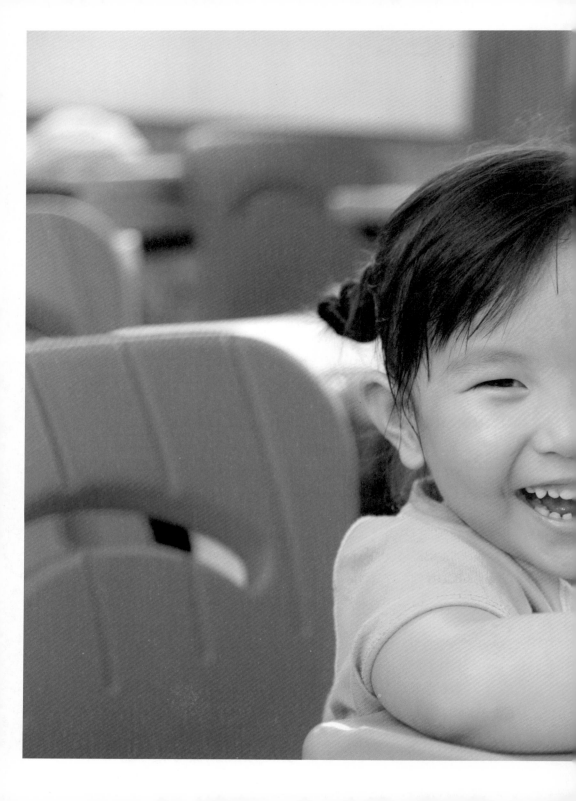

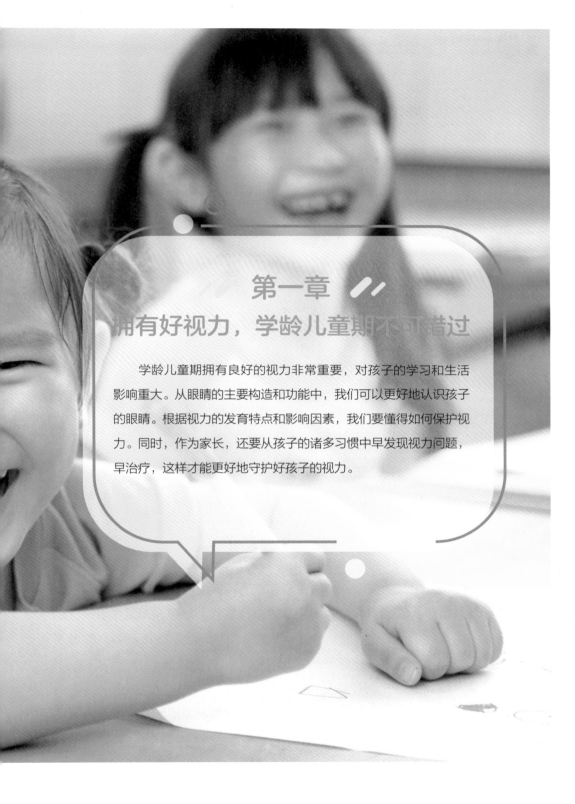

第一章

拥有好视力，学龄儿童期不可错过

    学龄儿童期拥有良好的视力非常重要，对孩子的学习和生活影响重大。从眼睛的主要构造和功能中，我们可以更好地认识孩子的眼睛。根据视力的发育特点和影响因素，我们要懂得如何保护视力。同时，作为家长，还要从孩子的诸多习惯中早发现视力问题，早治疗，这样才能更好地守护好孩子的视力。

认识孩子的眼睛

眼睛是心灵的窗户，更是看世界的窗口。那么，小小的眼睛到底蕴藏着哪些秘密呢？

构造及功能

学龄儿童的眼睛构造与成人无异。自孩子出生起，眼睛就分为眼球与非眼球两部分。

眼球部分

眼球是视觉器官的主要部分，似球形，具有折光成像和感光换能的作用，包括眼球壁、眼内腔和内容物、神经、血管等组织。眼球壁主要分为外、中、内三层；内容物包括房水、晶状体和玻璃体。

眼球壁

外层

由角膜、巩膜组成。最外层前面小部分（前1/6）是透明的角膜，俗称"黑眼仁""黑眼球"，是眼睛接收图像的最前哨入口，光线经此射入眼球，是光线送入眼睛的窗口，就好像照相机的镜头功能。为了保持透明，角膜内部没有血管，通过泪液和房水获取养分及氧气。角膜表面遍布着敏感的神经末梢。当角膜受到伤害时，会变得灰白，就像蒙上了一层薄纱，会看不清楚东西。

其余大部分（约5/6）为白色的巩膜，俗称"白眼仁""眼白"，由致密的胶原纤维和弹性纤维构成，不透明，呈乳白色，质地坚韧，并有少量血管，有支持和保护眼内组织的作用。巩膜前面与角膜相连，交汇处有环形的巩膜静脉窦，是泪液排出的安全通道，可以调整眼压；后面与视神经硬膜鞘相连。巩膜如果受到先天或后天因素的影响，会变薄，因不能承受眼内压而扩张，引起眼球形态发生畸变。巩膜胶原的变化与近视的发生密切相关。

中层

中层又称葡萄膜，具有丰富的色素和血管，包括虹膜、睫状体和脉络膜三部分。

虹膜在葡萄膜的最前部分，位于晶状体前，是精致而灵巧的膜状物，呈环圆形，中央有2.5～4.0毫米的圆孔，就像环绕而成一个"井口"，称为"瞳孔"。瞳孔遇强光会缩小，可减少强光对眼睛的刺激；遇弱光或在暗处则会扩大，增加进入眼内的光线，可以帮助更好地看清物体。虹膜根部后接脉络膜，外侧为巩膜，内侧则通过悬韧带与晶状体赤道部相连。

睫状体位于巩膜内面，在虹膜根部与脉络膜前缘之间，呈环带状，由睫状冠与睫状环组成，在睫状体的外部有平滑肌构成的睫状肌，其收缩与舒张可调节睫状体的曲度。假性近视主要是用眼过度导致睫状体疲劳所致。

脉络膜位于巩膜和视网膜之间。脉络膜的血循环可以营养视网膜外层，其含有的丰富色素起遮光和暗房作用。

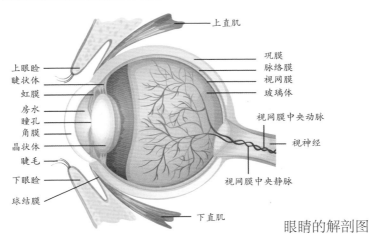

眼睛的解剖图

内层

内层为视网膜，俗称"眼底"，是一层透明的膜，也是视觉形成的神经信息传递的第一站，就像是照相机的底片功能，外界物体均需在视网膜上聚焦成像。视网膜分布着很多视神经细胞，包括视锥细胞和视杆细胞。视锥细胞大多集中在黄斑处，主管明光下的视力和色觉；黄斑以外的区域是视杆细胞，主管视野和暗光视力。黄斑鼻侧约3毫米处有一直径为1.5毫米的淡红色区，称为"视盘"，是视网膜上视觉纤维汇集向视觉中枢传递的出眼球部位，无感光细胞，故视野上呈现为固有的暗区，称"生理盲点"。

内容物

晶状体

位于虹膜和玻璃体中间，呈双凸透镜状，全透明且弹性好，由四周负责连接的悬韧带悬挂在睫状肌上。它是眼球屈光系统的重要组成部分，好比照相机里可调节焦距的镜头，根据所看物体距离的远近，通过睫状肌的收缩和舒张，有弹性地变凸或变平，在视网膜上形成清晰的焦点。当晶状体缺乏营养或功能减退时，不再透明，呈现乳白色，弹性降低，就会出现白内障或老视眼现象。

玻璃体

位于晶状体后面、视网膜前面的空腔里，是透明的凝胶样物质，主要成分是水，还含有少量胶原与透明质酸等，能维持正常眼压。玻璃体代谢缓慢，不可再生，支撑着整个眼球的内部结构，具有屈光、固定视网膜的作用。当玻璃体轻度混浊时，就会感到眼前有蚊虫飞舞一样；混浊变严重时，还会出现黑影增多、闪光、视力被遮挡等现象。随着年龄增长，或高度近视等原因，半固体的凝胶状玻璃体就会逐渐变成液体状，称为"玻璃体液化"。如果玻璃体液化或丢失过多，其支撑力会减弱，容易造成视网膜脱离。

房水

由睫状体分泌，充满在角膜与水晶体之间的液体，既能维持必要的眼压，还可为眼睛提供氧气等营养。

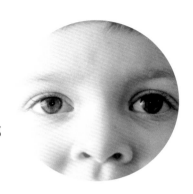

非眼球部分

主要指眼睑、睫毛、眉毛、泪器、结膜、眼肌及眼眶内筋膜和脂肪等，是眼球的附属器官，对眼球有保护、支持运动等作用。眼各部结构的完善，对视觉功能具有重要意义。

眼睑、睫毛、眉毛

眼睑由上、下眼睑组成，可避免多余的光线进入眼睛，眨眼时可借由眼泪滋润角膜。

睫毛与敏感的神经相连，可避免脏物进入眼睛。

眉毛可避免汗水从额头流入眼睛。

泪器

主要是与眼泪有关的器官。上眼睑靠近耳朵的部分以及位于其后侧的眼窝，都分布着分泌眼泪的泪腺；眼头部分还分布着流往鼻子的鼻泪管。如果出现大量眼泪时，有一部分会通过鼻泪管流向鼻处，也是出现"一把鼻涕一把泪"的原因。

视力发育的重要标准

角膜变化

新生儿的角膜直径为9～11毫米，已发育至成人的3/4。

出生后6个月角膜发育最快，3岁时已接近成人大小，为11～12毫米，其垂直径略小于横径。

眼球变化

婴儿刚出生时，眼球比较短小，前后径约为16毫米，垂直径为

14.5 ~ 17.0毫米，有远视，光线的焦点聚集在眼球后方，视力处于模糊状态。

1~3岁时，随着身体的生长发育，眼球也会迅速变大，眼轴不断增长，角膜曲率变平，晶状体的凸度扁平化，视力逐渐变正常。

3岁以后，角膜和晶状体的发育基本稳定，眼轴持续增长，达到23毫米。此后增长缓慢。

到14岁左右时，眼球径接近成人，约24毫米。受先天因素或后天因素的影响，这时候的部分孩子屈光状态的发展和眼球各部位的发育不成比例，开始出现不同程度的近视或远视。

瞳距变化

瞳距就是两只眼睛瞳孔中心之间的距离。在看物体时，视线透过角膜进入眼睛的视光焦点总是落在瞳孔的中央位置，眼位没有异常，这就是正常瞳距。

- 1 岁以前，瞳孔处于最小阶段，因为瞳孔开大肌发育未完善，瞳孔括约肌收缩相对较强。
- 1 岁后到青春期，瞳孔逐渐变大，是一生中最大的阶段。6~15岁，瞳距会出现生长高峰，逐渐达到成人水平（一般为58 ~ 70 毫米）。
- 5~6 岁时，瞳距一般在 42.5 ~ 60.5 毫米。
- 7~9 岁时，瞳距一般在 45.0 ~ 63.0 毫米。
- 10~11 岁时，瞳距一般在 48.4 ~ 68.0 毫米。
- 12~14 岁时，瞳距一般在 51.0 ~ 68.1 毫米。

需要注意的是，在小儿期，由于小儿内眦赘皮、鼻梁扁平等因素，瞳距一般过宽，可能出现类似"内斜视""斗鸡眼"的现象，要辨别是不是正常生理现象。

每个人的瞳距其实都是不一样的，受年龄、性别、脸型等因素影响。儿童的瞳距更不是恒定的数值。

视力发育

- 1月龄：视野窄小，上下不超过15度，左右不超过30度，眼睛只能聚焦在眼前20厘米的物体上。

- 2月龄：视力约0.01，能观察到面前物体的移动，并出现反射性眨眼的动作。

- 3月龄：视力略有增长，为0.01 ~ 0.02，视野可达180度，能观察周围物体。

- 4~5月龄：视力为0.02 ~ 0.05，会用手去摸眼睛所观察到的物体。

- 6~7月龄：视力为0.04 ~ 0.08，会凝视物体，手与眼睛的配合更加协调。

- 8月龄：视力有了较大的进步，为0.1左右，有了基本的判断物体距离的能力。

- 1岁：视力为0.2 ~ 0.3，手眼协调能力增强，可以抓握看到的物体。

- 2岁：视力为0.4 ~ 0.5，能够区分物体的远近。

- 3岁：视力为0.6左右，视觉变得敏锐，眼睛与手的配合较好。

- 4岁：视力为0.8左右，能辨别简单的图案，并区分其主要差别。

- 6 ~ 7岁：视力为1.0左右，此阶段儿童视力基本定型。

眼睛是如何看世界的

眼睛到底是如何看世界的呢？当外界物体的光线进入眼睛后，经过眼球折光系统（角膜、晶状体和玻璃体），这个过程就相当于照相机镜头的凸透镜屈光作用，最后会在视网膜上形成清晰的物像。

当物体在视网膜上形成物像之后，视网膜能把物像的光能转变成神经冲动，再由视神经把神经信息传入大脑皮质视觉区，大脑皮质进一步分析处理后，最终形成视觉。

在"看世界"的过程中，视网膜的功能不可小觑，分布着超过1.5亿的感光细胞。这些感光细胞每秒钟能够处理数以亿计的光子。即使只有1粒光子的光强度，人眼也可感知到。

视网膜的感光细胞主要包括圆锥细胞和杆状细胞两类，这两种感光细胞又在光线中分别担任着重要的角色。杆状细胞对光线的明暗有着较强的敏感性，遇到光线暗淡，它可以分辨物体的粗略轮廓，但缺乏精确细致的辨认能力和辨色能力；而圆锥细胞在白天光线明亮的环境下，就能识别微小精细的目标，并鉴别各种颜色。杆状细胞的功能还与维生素A有着密切关系，如果体内严重缺乏维生素A，就会产生夜盲症。

眼睛如何调节看远近

我们一直把人的眼睛比喻成一台神奇的照相机，眼球的角膜、房水、晶状体、玻璃体都是眼睛照相机的"组合镜头"，这些构造形成一个大的屈光体。当外界光线进入眼睛视野时，屈光体使之发生屈折并聚焦在视网膜上。那么，我们的眼睛又是如何调节看远近景象的呢？

远近调节主要是睫状肌通过收缩与松弛来实现的，小镜头——晶状体通过变薄变厚，可以调节折光能力的大小，从而实现清楚地看远近。眼睛组织中，只有晶状体可以改变屈光力的大小，其他组织都是不能改变的。因此，眼睛之所以能看清远处和近处的物体，与晶状体屈光力调节有着直接的关系。

看远处的时候：睫状肌放松→悬韧带拉紧→晶状体变薄→折光力小→焦点后移→聚焦在视网膜上→形成清晰的像。

看近处的时候：睫状肌收缩→悬韧带松弛→晶状体变厚变凸→屈光度变大→焦点前移→聚焦在黄斑上→形成清晰的像。

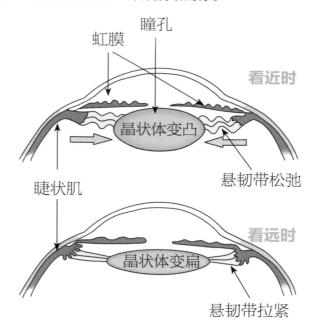

其实，看远近的调节就是视觉系统的对焦能力，通过调整眼的屈光力，准确对焦，使得外界物体在视网膜上清晰地成像。但这种调节需要在极短的时间内完成。晶状体的调节能力随着年龄增加也会出现相应的变化，年龄越小，晶状体的屈光力越大，成年后逐渐减小，老年期晶状体屈光力最小。

一般而言，10岁前的儿童调节能力最强，达到14D（D代表屈光度，1D约等于100度）；成年后的晶状体逐渐变硬、失去弹性，变凸能力下降，调节能力逐渐变弱；30岁有7D，45岁左右的人开始大幅下降，出现老视眼的预兆；70岁左右可退化为0.25D。

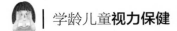

眼睛处于休息状态时，总屈光力是58.64D，其中角膜层光力具有43.14~43.53D，晶状体屈光力为16~20D。角膜表面的弯曲度越大，屈光力就越强，不同人的角膜屈光度有所区别。如果眼睛长时间看近处，晶状体就会一直处于紧张变凸状态，会导致睫状肌的痉挛，产生眼睛酸胀感，出现视疲劳，久而久之，就会引发近视。

眼睛是如何实现成像立体的

为什么我们的眼睛看到的是立体的，而不是平面的？眼睛看到的物体是有立体感的，这又是如何实现的呢？

人眼睛的注视能力分为同时视、融合视、立体视三个级别。

这三个级别的发育过程是呈相互关联作用的。

同时视	同时视属于第一级视功能，指双眼具有同时注视并感知的能力。这是拥有融合视功能和立体视功能的前提条件。
融合视	融合视也称为融像，属于第二级视功能，是指能将同时来自双眼视网膜对应点上有轻微差异的两个影像综合为一个完整物像的功能。此功能必须在双眼具有正常同时知觉的基础上才能实现。
立体视	立体视属于第三级视功能，指双眼观察景物能分辨物体远近形态的感觉，属于三维层面，看物体是立体的，不是像照片一样只是平面的。

婴儿刚出生后，眼睛看不到清晰的影像，2周后，看到的东西与外界的实物才逐渐形成对应。到1岁半时，部分孩子的平面视力水平与成人接近，同时视功能发展健全；也有一些孩子的发育较缓慢一些，需要到6岁以后，甚至更晚，才能发育健全。

只有第一级别的"同时视"功能趋于完善，第二级"融合视"功能才能开始逐步发育。实现二级视功能的一个基本要求，就是双眼视力相差不能太大，一般不超过标准视力表两行。

如果"融合视"发育不好，就会影响三级视功能发育的情况，比如先天斜视或后天斜视等。但并不是斜视就没有立体感，如果过早发生斜视或斜视度数较大，可能会影响高级视觉的中枢建立，尤其是立体视觉的建立；但小度数的斜视或发生斜视时间较晚，可能不会影响立体视觉的形成。

眼睛如何看见五彩斑斓的世界

要知道有光才有色，没有光就没有颜色。而物体本身是没有颜色的，颜色只是物体对光的反射，而物体反射的光在大脑中形成的反映就是颜色。

人眼的视网膜上还有两种感官细胞——锥细胞和杆细胞。锥细胞有600万~700万个，杆细胞约有1亿2500万个，杆细胞可以感受黑白和灰度，锥细胞可以感受红、绿、蓝三种颜色。当光线刺激到这些细胞时，它们会产生电信号，通过视神经传送到大脑。

那么，我们为什么能看到五彩斑斓的世界呢？

因为锥细胞感受到的三种颜色就相当于三原色，通过不同的比例调节可以获得丰富多彩的颜色，甚至看到1亿多种颜色。但是由于每个人眼中的视锥细胞数量不同，所以看到的颜色会有细微区别。

男女性别不同，男性对颜色的感知不如女性，比如男性分不清相近的口红色号。还有一些人由于基因问题，成为色盲症患者。不同的色盲症患者看到的颜色有很大的区别，比如红色色盲看到的"红色""绿色"都是黄色，这是因为严重缺少红色视锥细胞，只能用蓝色和绿色进行调和颜色。

学龄儿童期是保护视力的黄金期

如果说学龄前阶段是儿童视力发育完善的关键期，那么学龄阶段则是儿童保护视力的黄金期。

儿童视觉系统具有很强的可塑性，若不良因素增多，就会导致视力出现问题。若能早发现、早干预，还能使孩子的视力得到明显好转，因此我们必须抓住培养孩子视力的关键时期。

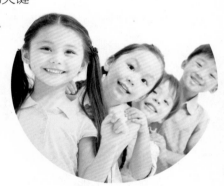

视力发育特点

胎儿在4~5个月时，眼神经、血管、晶状体和视网膜等开始发育。满6个月时，胎儿上下眼睑可以分开，可以流出少量的眼泪。此阶段孕妈妈缺锌严重，可能导致胎儿弱视。用药不当、营养不良、抽烟酗酒或感染病毒，对胎儿的眼睛发育都会造成严重的影响。

- 婴儿刚出生时，看到的世界是黑白色的，并不能感知到五颜六色的世界。

- 出生后1周内，视力仅有0.01~0.02，双眼无法看同一个东西。

- 出生后2周，能够对来自半米远的光源（如手电筒）向自身方向的移动做出两眼向内转动的动作。出生后 3 周，能注视较大的物体并分辨出颜色，两眼可单方向追随物体的移动。

- 1 月龄：视野窄小，上下不超过 15 度，左右不超过 30 度，眼睛只能聚焦在眼前 20 厘米的物体上。

- 2 月龄：视力 0.01 左右，能观察到面前物体的移动，并出现反射性眨眼的动作。

- 3 月龄：视力略有增长，为 0.01 ~ 0.02，视野可达 180 度，能观察周围物体。眼球可以很平稳地跟随运动的物体，将视线固定在某物体上。

- 4~5 月龄：视力为 0.02 ~ 0.05，会用手去摸眼睛所观察到的物体。孩子能够真正用双眼同时看一个物体，获得正常的视觉。进入色彩期，对物品的形状、颜色感觉越来越强烈，能辨别红、黄、蓝基本颜色。可以由近看远、由远看近，也能具体看清楚事物。如果 6 个月时两眼仍无法同时看一个物体或出现斜视现象，需要尽快就医。

- 6~7 月龄：视力为 0.04 ~ 0.08，会凝视物体，手与眼睛的配合更加协调。

- 8 月龄：视力有了较大的进步，为 0.1 左右，有了基本的判断物体距离的能力。

- 1 岁：视力为 0.2 ~ 0.3，手眼协调能力增强，可以抓握看到的物体。

- 1 岁前，孩子的视力处于可塑期，眼球逐渐成熟，可开始对上、下、左、右等立体空间有更多的认识。如果有问题产生，视力将无法正常发育，甚至可能退化。需随时观察，及时就医。

- 2 岁：视力为 0.4 ~ 0.5，能够区分物体的远近。

- 3 岁：视力为 0.6 左右，视觉变得敏锐，眼睛与手的配合较好。立体视觉的建立已经接近完成。

- 4 岁：视力为 0.8 左右，能辨别简单的图案，并区分其主要差别。

- 5 ~ 7 岁：视力为 1.0 左右，此阶段儿童视力发育接近成人。通过视觉，孩子能判断出物体的大小、上下、内外、前后、远近等空间概念。这个阶段如果查出有弱视，还有补救机会，7 岁之前的治疗效果较好。

- 8 ~ 9 岁：视力发育已经完成。长期不良的用眼习惯会让孩子发生各种眼疾，从而影响视力。

儿童的视力发育并非一成不变的，也会因人而异，有的孩子视力发育早，有的则会迟缓一些，具体还要随时观察。

影响儿童视力问题的因素

据有关数据统计，2022年全国儿童青少年总体近视率为53.6%，其中6岁儿童为14.5%，小学生为36.0%，初中生为71.6%，高中生为81.0%。小学生的近视率不容小觑，为什么学龄期的孩子，这么小就戴上了眼镜呢？哪些因素影响了孩子的视力呢？

先天因素

如果孩子父母是高度近视，则可能导致孩子近视的概率会更大。同时，如果在胎儿期或婴儿期有先天性发育障碍（上睑下垂、倒睫毛等），也会影响视力发育。

如果是病理性近视（变性近视），则属于染色体隐性遗传病，通常近视发生较早，进展快，眼底也会改变，不易矫正。但父母的高度近视并不一定完全会遗传给孩子，一般来说，携带的近视基因概率略高于正常人群。

若父母双方都是病理性近视患者，其子女的发病概率较高；

如果父母双方都是基因突变的携带者，孩子通常不会生病。只有当两个人都将致病基因传给他们的孩子时，才会生病。

父母双方只有一个携带近视基因，子女一般不会发病。

病理性近视者若与近视基因携带者结婚，子女高度近视的概率约50%；

而病理性近视者和正常视力或中低度近视眼者相结合，其子女发生高度近视的可能性为10%。

环境因素

近视虽然与遗传有很大关系，但并非唯一决定因素，占比也较小，特别是对于非病理性近视而言，后天环境等因素是造成近视的主要因素。

不良饮食

如果在日常饮食中，儿童过多摄入肉类、甜食、油炸食品等，就可能影响眼球发育，导致各种微量元素摄入不足，这是导致近视的重要外因。

尤其对于喜欢吃甜食的儿童，短时间内如果大量摄入糖分，可能会导致近视加剧。因为大量糖在分解过程中会消耗大量的维生素B_1，身体大量缺乏维生素B_1会导致视神经功能障碍。血糖含量的增加，还可能导致眼部房水、晶状体渗透压改变，使得晶状体变凸，从而引发近视或使近视加剧。高糖饮食还会影响钙吸收，会降低眼球壁的弹性，容易引发轴性近视。

睡眠不足

睡眠时间的长短和早晚也可以影响儿童的视力。充足的睡眠时间有助于促进生长发育，减轻眼睛的疲劳，让眼睛得到及时的休息和恢复，有助于维持眼睛的健康。如果长期缺乏睡眠，就会增加近视的风险。

过度使用电子产品

现在的孩子从很小就开始频繁接触电子产品，被手机、学习机、电视、电脑、游戏机、教学投屏等各种电子产品环绕，使用时间也逐渐延长。如果不加节制地使用，就会成为导致近视的重要因素。

长时间盯着电子屏幕可能会导致眼睛疲劳、干涩、烧灼感、模糊视觉等不适症状。而且电子产品大多存在蓝光照射，发出的蓝光可能会增加眼睛疲劳和视网膜损伤的风险。

如果电子屏幕与眼睛的距离过近、屏幕清晰度不合适、注视时间过长等，就会引起干眼症等眼表疾病，进一步加重暂时性近视的视物不清。

如果在睡觉前长时间使用电子产品，可能抑制褪黑素的产生，会干扰睡眠质量。

不适的照明环境

如果孩子每天的大部分时间都待在室内，家里的照明环境又不好，对处于学龄期发育阶段的孩子来说，长期处于劣质光照环境下，轻则眼睛容易疲劳、干涩等，重则可能患上近视、弱视等。

因为白炽灯和卤素灯等一些照明设备会产生热辐射，可能会导致眼睛疲劳、干涩、刺痛等不适症状。建议使用节能的LED灯或荧光灯，这些灯具有较低的热辐射，并且更加环保。

此外，光的照射强度对视力也有影响。如果光线太弱或太暗，就需要用更多的眼力来看清物体，从而增加眼睛的疲劳和不适；如果光线太强或过亮，也会对眼睛产生刺激和压力。建议选择适宜的照明设备，使光线均匀、柔和且适度。

照明的色温决定了照明的颜色，不同的颜色会对眼睛产生不同的影响。较高的色温（冷白光）可以让人感到更清醒，而较低的色温（暖黄光）则可以让人感到放松。

一些劣质的照明设备还会产生频闪，这也会对眼睛产生刺激和不适。

但太强的照明设备也不适合用眼，强烈的光线会让睫状肌收缩，导致晶状体的屈光度增加，使得原本在视网膜后的成像移到视网膜前，虽然可以更清楚地看清近处事物，但若长期在强照明设备下看书，睫状肌收缩的频率过快且长时间得不到休息，就会导致眼球的前后径逐渐变长，在看远物时，成像在视网膜前，眼肌无法调整，只能通过戴眼镜来进行矫正。

不良的学习姿势和近距离用眼过度

长期坐姿不正或趴着学习、看书，近距离用眼，不仅会导致孩子歪头、弓背，还会增加用眼疲劳，容易引起近视、斜视，影响视力健康。

还有的孩子每天练习钢琴的时间很长，看着密密麻麻的黑白琴谱，长时间近距离练琴，眼睛睫状肌长久处于紧张的状态，调节能力下降，便会视物不清。

户外活动时间不足

据研究显示，户外活动时间的长短是近视发生的唯一强相关因素，户外时间越少，近视的风险越高，反之亦然。因为自然光可以帮助感光细胞响应光的刺激，抑制眼轴生长，起到预防近视的作用。

学龄期的儿童在学校户外时间也很少，除了体育课，课间大部分都不会下楼玩。回到家中，又要做作业，户外活动时间也不多。越来越多的学龄期儿童患近视的风险越来越高。

吸收二手烟过多

烟草烟雾中含有上千种有机成分，包括尼古丁、多环芳香烃、亚硝胺、活性羰基化合物等，均对眼部有刺激作用，能引起眼红、流泪等反应。如果家里有人长期吸烟，不规避孩子的成长环境，使孩子长时间处于烟雾环境，吸入有害的物质就会增多，会导致视网膜神经节细胞及视神经损害，这也与儿童屈光不正、白内障、年龄相关性黄斑变性和严重眼病等相关。

预防近视的最佳时间

如果说6岁以前是儿童眼睛发育的黄金期，那么6岁后的学龄期儿童就开始进入预防近视的另一个黄金期了。此阶段既是眼睛发育的成熟阶段，又是视觉发育的敏感期和关键期，同样也是视功能重塑和治疗效果的最佳时期。

12岁以前是儿童视觉发育的关键期和敏感期，单眼斜视、未矫正的屈光参差、未矫正的高度远视和散光都可以引起弱视。弱视的治疗效果与年龄密切相关，年龄越小，治疗效果越佳，且只能在视觉发育的敏感期才能治愈，其最佳治疗最佳年龄为3～6岁。因此，应对弱视，应做到早筛查、早治疗。

进入小学的学龄期阶段，儿童开始接触大量的近距离用眼任务，如读书、写字、使用电子设备等。孩子在学龄期每推迟一年近视，成年后的度数就能少150度，因此本阶段应以护眼为主，增加户外活动，少用电子产品。如果到了课业更加繁重的初中阶段，近视已经形成，甚至度数很高，再来防控就很难了。

因为此阶段的儿童对眼睛治疗较为敏感，治疗效果也是最好的。如果错过了这个黄金期，视细胞失去了发育的机会，治愈的可能性就很渺茫了。

因此近视防控要趁早，尤其到了学龄期，一定要多给孩子提供良好的护眼环境，帮助孩子建立良好的用眼习惯，及时发现，及时干预。如果不能在早期接受积极有效的治疗，就很容易引起永久性的视觉障碍，对孩子以后的生活质量会有较大的影响。

早发现，早治疗，守护好孩子的视力

许多眼病如不能及时发现和治疗，将造成终身视力问题，这就要求家长平时要细心观察，及时发现孩子的视力问题。

多观察孩子视力，及早发现弱视问题

在儿童的视觉发育期内，如果单眼斜视、屈光参差、高度屈光不正以及形觉剥夺等异常视觉经验引起的单眼或双眼最佳矫正视力低于相应年龄的正常儿童，且眼部检查无器质性病变，均称为弱视。

不同年龄儿童视力的正常值下限也各有不同，3~5岁儿童视力的正常值下限为0.5，6岁及以上儿童视力的正常值下限为0.7。一般从出生后至9岁期间，可逐步形成双眼弱视，形成原因包括斜视或形觉丧失等，而9岁以后即使有上述原因也不会发生弱视。

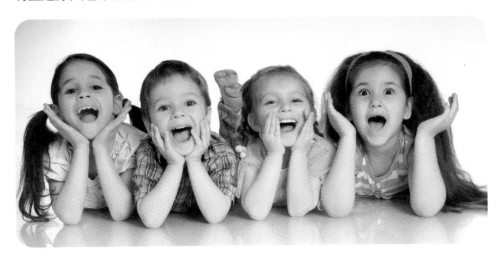

弱视在儿童眼病中较为常见，如不及时治疗可引起失明。但弱视其实是一种发育性眼疾，其疗效与年龄有着密切的关系。年龄越小，疗效越好，治愈率越高，比如7岁前的治愈率达82%～83%，7岁后的治愈率仅有46%～64%，13岁后，由于眼-大脑皮质的神经通路基本发育完善，治疗效果越来越差，成年后则基本治愈无望。

通常来说，弱视儿童的眼部外观没有明显改变，不红不痛，个别会并发斜视症状，仅出现视力低下。由于儿童的低敏感性，加上可以正常玩耍、学习，家长和老师们都不容易察觉到孩子的视力问题。如不能及时发现弱视，则会错过治疗的最佳时间。因此，家长们一定要平时多关注孩子的视力情况。

那么，该如何观察和发现儿童弱视呢？

日常观察是否有异常行为

家长可以用一些简易的方法发现孩子弱视的苗头，比如：

- 将比较醒目的物品放在孩子眼前，观察他是否能及时发现。
- 观察孩子双眼、单眼注视时的情况，注意他看电视的时候是否喜欢凑得很近。
- 观察孩子看东西时有没有异常的头位，是否喜欢抬头或低头看。
- 观察孩子看物体的时候，能否稳定地注视。如果孩子的眼球来回转动或者震颤，则有弱视的可能。
- 孩子走路常常跌倒，老拿不到东西，也可能是弱视影响到他抓不准物体的距离感。

视力表检查法

家长可以买一张标准视力表，挂在家里光线充足的墙上，让孩子站在距离5米处识别。弱视的孩子对单个视力字母的识别能力明显高于成行字母的识别能力。例如，同样是0.4一行的E字母，如果只展示单个字母，弱视者很容易识别；而一旦将该E字母排成一行展示，弱视者就难于辨别开口方向。

检查时一定要分别遮眼检查，不可让孩子双眼同时看，防止单眼弱视被漏检。如果反复检查几次后，视力低于0.8，则需带孩子及时就医。

一般来说，3~4岁的孩子可以通过视力表检查来确诊是否存在视力异常。

高度近视父母更要注重孩子视力

父母如果有高度近视，孩子发生近视的概率会有一定的增加。据研究表明，与没有近视的父母相比，父母中有一方近视的，其孩子发生近视的概率高2.1倍；父母双方都近视的孩子，发生近视的概率就增长到了4.9倍。

因此，如果父母均有高度近视，更需要重视孩子的屈光发育，及早建立孩子的屈光档案，平时至少每6个月带孩子进行一次视力检查，便于尽早发现儿童的视力问题。

学龄期孩子视功能检查须知

通常儿童需要做的视功能检查包括光觉、形觉、色觉三大部分，光觉指辨别明暗度的能力，形觉指辨别形状的能力，色觉指辨别颜色的能力。视觉检查包括视力检查、色觉检查、暗适应检查等，分别检查眼睛的形觉、色觉、光觉。具体的检查项目有视力表检查、裂隙灯检查、眼底检查、屈光检查（验光检查）、对比敏感度检查、同视机检查、色觉检查、暗适应检查、眼视野检查、眼压检查、眼超声检查等，便于更好地进行视功能诊断。

这些视功能项目检查也并非每个孩子、每次检查都需要做的。一般情况下，进行视力检查、裂隙灯检查和屈光检查三项，就可大概了解儿童的视力和眼部情况，判断出孩子的视力好坏、屈光是否正常等。相比学龄期前（6岁前），现阶段学龄期（小学阶段）的儿童已经成为近视的高发阶段。

家长应每3～6个月带孩子到正规医疗机构进行视力检查，根据医生建议，可选择散瞳验光、眼轴长度测量、远视储备检查、双眼视功能检查等，以全面了解孩子的眼睛情况，做到心中有数，及早预防近视。

如果已经近视，要在医生建议下及早防控近视度数的增加，可选择角膜塑形镜、周边离焦功能眼镜，延缓近视的发展速度。

初次验光或配镜的孩子，必须去专业的眼科机构进行散瞳后验光检查，获得更真实的屈光度数，更科学地配镜。戴眼镜的孩子，建议每半年进行一次验光检查并更换眼镜。

验光检查的重要性

验光检查就是屈光检查，可以检查眼睛的屈光是否正常，测出屈光度是多少，还能够判断正视、近视、远视、散光等，对眼睛视力做出初步评估。

判断视力障碍

儿童如果发生视力障碍，可能由于屈光不正所致，也可能因其他眼病所致。通过验光检查，可以把是否屈光不正因素排除，更利于选择其他眼病的检查。

检查屈光是否异常

当儿童视力达不到1.0时，大多数孩子基本有屈光异常，通过验光检查，可以判断眼睛屈光是否正常；是否有近视、远视或散光；如果有屈光不正，能否用镜片矫正而得到良好的矫正视力。

辅助查度数　通过电脑验光可以查出眼睛视力基本的度数，但我们是不能直接用这个电脑验光度数去配镜的，因为人的视觉存在心理和生理因素的干扰，所以还需要散瞳验光，试戴，以及医生的分析和判断。

如何看懂视力检查报告单

虽然医院的视力检查都会告知结果，但家长也需要看懂视力检查表，尤其是近几年的数据对比，可以清楚地看到每次视力检查的变数，提前预知风险。

配镜验光单

我们先来了解验光单，也叫验光处方，它是配眼镜的依据。要看明白验光单，应先了解验光镜片。验光镜片的性质分成3种：凹球镜片、凸球镜片和散光镜。

- 矫正近视眼戴凹球镜片，以"－"表示。
- 矫正远视眼戴凸球镜片，以"+"表示。
- 仅用于近视或远视度数的镜片，叫单纯的球镜片，以"DS"表示。
- 用来矫正散光的镜片叫散光片，以"DC"表示，也有远视、近视之分，前面也要加"+"或"－"符号。散光片还有轴位区别，因此后面有"×"及方位数，表示在眼球表面哪一个方向有散光，即散光的轴位。
- 镜片的度数有大小，代表配镜者该眼屈光力的大小。验光单上，在"－"或"+"后面的数字，就表示镜片的屈光度数。
- 在处方中，通常先写右眼的验光结果，用"右"或"O.D.""R"表示，左眼用"左"或"O.S.""L"表示。

比如：

| 处方1 | O.D.：－3.25DS=1.0，是指右眼近视325度，视力矫正后可达到1.0。 |

| 处方2 | O.S.：+2.00DS=1.0，是指左眼远视200度，矫正视力为1.0。 |

| 处方3 | L：－2.00DS－0.50DC×180°=1.0，指左眼近视200度并联合近视散光50度，散光的轴位在180°的方向，矫正视力是1.0。 |

| 处方4 | R：+1.00DS+0.75DC×90°=1.0，指右眼远视100度并联合远视散光75度，散光的轴位在90°的方向，矫正视力是1.0。 |

视力检查报告单

日常的视力检查报告单上的常见指标如下：

- 裸眼视力：不戴眼镜所测得的视力，称为裸眼视力。

- 矫正视力：戴眼镜所测得的视力，称为矫正视力。

- 球镜（DS）：指的是近视或远视的度数（近视"－"，远视"+"）。

- 柱镜（DC）：指的是散光度数，分为近视散光和远视散光。

- 轴位：表示散光的方向，散光眼所看到的某一方向的线条是清楚还是模糊，是由散光的轴向和程度而定的。

- 检测单上"R"表示右眼，"L"表示左眼。

- "S"表示球镜，即近视或远视度数。"S"对应的数值前边符号为"+"表示远视，符号为"－"则表示近视，如"S：+2.25"表示远视 225 度，"S－2.25"表示近视 225 度。

- "SE"，指的是综合评估后的建议矫正度数。

- "C"表示柱镜，即散光度数。"C"对应数值前的符号为"+"表示远视散光，符号为"－"则表示近视散光，如"C：+2.25"表示远视散光 225 度，"C：－2.25"，表示近视散光 225 度。

- "CYL"即散光类型，正号代表远视散光，负号代表近视散光，"MIX"代表混合型散光。

- "A"代表散光轴位，指的是散光的方向，反映的是眼球的倾斜程度，它的范围通常在0~180 度。最下面一行数字同样指的是平均值或总结值。

- "PD"是瞳距，即瞳孔的距离，比如"PD"后面的数字是66.0，则代表瞳距是 66 毫米。

- "VD"即测试距离，指的是镜片里面到眼球表面顶点的距离，一般是 12~13 毫米。

如何看懂近视检查表

近视检查是视力表距离眼睛30厘米进行的检查。

如在30厘米处看不清楚近视力表上1.0，则把表移近，检查结果需记录前移的距离。如"0.4+3.00DS＝1.0/10厘米"，是指未校正前裸眼近视力是0.4，戴300度远视镜或老视镜后，矫正视力是1.0；"1.0/10厘米"，指在10厘米处能看见近视力表1.0。

如何看懂远视检查表

在远视力检查报告单上，裸眼视力指的是不戴眼镜时检查的视力，矫正视力指的是戴眼镜后检查的视力。

视力表检查法

先站在距视力表正前方5米处，遮盖左眼，右眼看视力表。看不见最大字0.1，就往前走近视力表，并标出前移的距离，每前移1米，视力将下降0.02。比如右眼0.1/4米，指在4米处能看清0.1，其视力为0.08。在视力表前1米仍看不见0.1者，则用数指、手动、光感代替。

指数（CF）检查法

如果走近1米处也看不见0.1视标，检查者可伸出不同数目的手指，让其识别。如40厘米远处能数出手指，记录为指数/40厘米。

手动（HM）检查法

若患者在5厘米远处也不能数出手指，可以检查患者是否能识别手动，即检查者用手在患者眼前摆动，如在15厘米远处患者能识别手动，就记录为手动/15厘米。

光感（LP）检查法

如果患者眼前手动也不能识别，再检查有无光感，在暗室中用烛光、电灯或手电筒等工具照射患者单眼，另眼遮盖捂紧不透光，分别检查左右眼有无光感；有光感者还要判断光感距离远近，和1米处的正前方、上、下、左、右、左上、左下、右上、右下等八个方位光亮的定位是否正常，如某个方位光亮正常用"+"表示，如某个方位光亮不正常用（看不见光亮）用"－"表示，用"阳性"或"阴性"的方法表示光定位是否正常，简单易行。

具体指标参考

如果远视检查报告上显示"右眼裸眼视力0.3，矫正视力－2.00DS＝1.0"，前面的0.3是右眼的裸眼远视力，后面是该眼戴上200度近视镜后，矫正远视力可达到1.0。

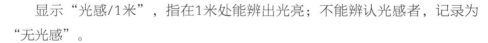

显示"指数/20厘米"，指在20厘米处可看清并数出指头的个数。

显示"手动/15厘米"，指在15厘米处可辨出手动。

显示"光感/1米"，指在1米处能辨出光亮；不能辨认光感者，记录为"无光感"。

如果远视力在5米处能看到1.0，近视力在30厘米处看到1.0，则表示正视或轻度远视。

远视力大于或等于1.0，近视力小于1.0，则表示可能中度远视。同时排除其他眼疾病，比如角膜和晶状体轻度浑浊。

远视力小于1.0，近视力大于或等于1.0，则可能出现近视、假性近视或视疲劳。同时排除其他眼疾病。

远视力小于1.0，近视力小于1.0，则表示可能高度远视、高度近视或散光。同时排除其他眼疾病。

孩子视力变化日常信号

家长在平时要及时关注孩子的视力变化，但是在轻度近视阶段，比如只有50或100度时，孩子或家长并不会马上就注意到。这时就需要家长注意跟孩子视力有关的日常小信号，比如：

看书或看电视喜欢凑得很近

当孩子在看书或看电视时总喜欢凑得很近，家长多次提醒后依然不改，可以仔细询问孩子是不是看不太清字或画面，如果孩子表示肯定，应及时就医查验视力。

很容易出现视疲劳

大一点的学龄期孩子如果表示自己看书、做作业时间一长，经常出现字迹重叠串行，或看远近事物转换时，经常出现短暂的视物模糊不清现象等，这些前期症状都是眼睛睫状肌调节失灵的表现，均由眼疲劳所致。虽然短期视力可达到5.0（1.0）以上，但其实已经是近视的前兆了。

喜欢眯眼看东西

如果孩子在日常看书、看电视或玩耍时，不管近处、远处，总会习惯性、下意识地眯眼看，也要及时带孩子查验视力。因为眯眼时，眼睑会遮挡部分瞳孔，减少散光影响，可以暂时提高和改善视敏度。

喜欢揉眼

如果经常性揉眼睛，或做作业、看书时总会用手使劲揉眼睛，这就说明孩子产生视疲劳了，要及时休息。若长时间休息过后，还是不断揉眼睛，应及时就医查验视力。如果孩子经常揉一边的眼睛，可能存在双眼视力相差大的情况，即一只眼睛视力好，一只眼睛视力不好，出现屈光参差，也要及时就医查验视力。

总是忍不住眨眼、歪头、皱眉

因为眨眼可以在一定程度上缓解近视，增加视力清晰度，如果孩子总是频繁地眨眼，可能存在视物不清的情况，也需要引起家长重视。

此外，常常皱起眉头，歪头看东西，这也是孩子在视物不清时借助外力使双眼改善视力的无意识动作。

遇见阳光，总喜欢闭一只眼

如果在阳光明媚的日子带孩子到户外运动，孩子一见到强烈的阳光，经常眯着一只眼睛，也需要引起注意，考虑斜视的可能，也可能是单眼发生重度近视或重度远视，应及时带孩子去医院进行检查。

常发生知觉过敏情况

如果孩子表示眼疲劳时，还伴有眼睛灼热、发痒、干涩、胀痛等症状，重者还会引起偏头痛等，这是由于眼部的感觉神经发生疲劳性知觉过敏所致。若孩子表示有这些信号时，家长更应引起重视，及时就医检查眼睛。

突然发生注意力不集中

如果原本孩子上课、做作业的注意力很好，但在一段时间内突然产生厌烦情绪，注意力不集中，反应迟钝，脾气急躁，身体倦怠，且有眩晕、食欲不振等症状，应及时询问孩子的视力情况，也要及时就医。

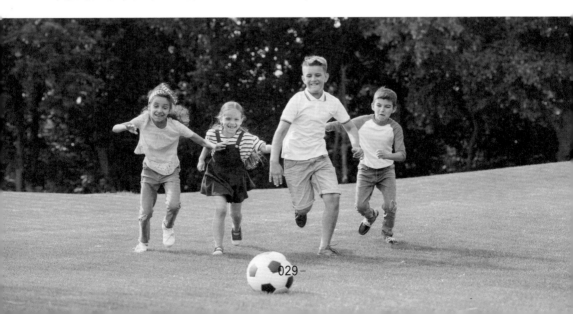

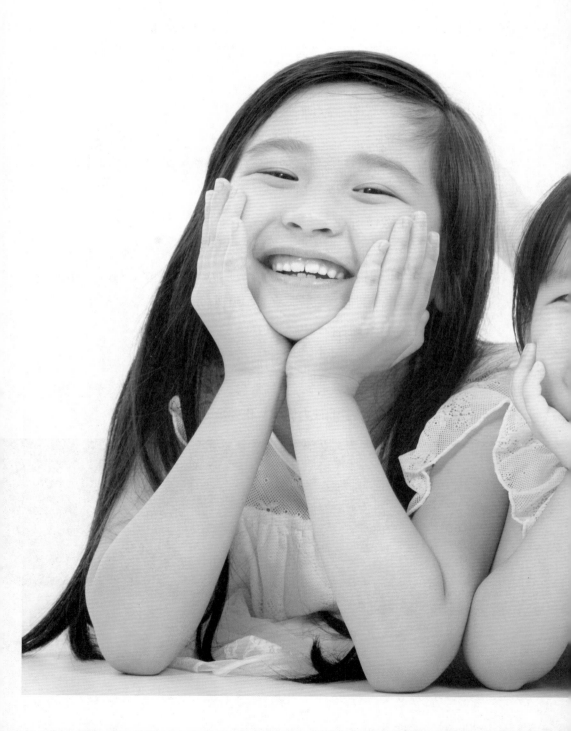

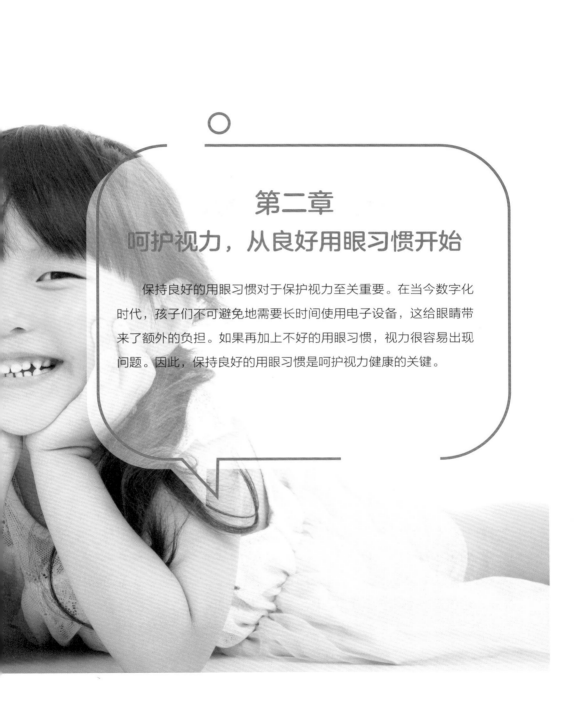

第二章
呵护视力，从良好用眼习惯开始

　　保持良好的用眼习惯对于保护视力至关重要。在当今数字化时代，孩子们不可避免地需要长时间使用电子设备，这给眼睛带来了额外的负担。如果再加上不好的用眼习惯，视力很容易出现问题。因此，保持良好的用眼习惯是呵护视力健康的关键。

创造良好的视觉环境

良好的视觉环境对我们的眼睛健康起着至关重要的作用。现在学龄期的儿童除了在学校要进行长时间的学习外，还需要在家庭中完成部分作业。加上现在流行的网课环境，家庭更成为儿童的第二课堂，这就更需要创造一个良好的家庭视觉环境。

人工照明环境不能太强或太弱

如果灯光昏暗、太弱，在长时间看书和做作业时，孩子就不得不眯起眼睛才能努力看得清，久而久之导致眼球过度调节并进一步导致眼睛异常发育。此外，眼部的视觉肌肉调节既需要通过放松以收集更多的光，也需要通过收缩来保持影像的聚焦，若长期如此，调节也会失衡，变得疲惫，出现眼球疼痛、干痒、视线模糊等症状，逐渐就会引发假性近视，最终导致真性近视。

如果灯光太强，又会刺激孩子的眼睛，容易疲劳，也会造成近视或加重近视。

如何选台灯

选台灯时，尽量选择护眼灯，要用白光灯，照明环境要光亮舒适，不要用一些功能性的彩灯。无论是台灯还是顶灯，光源都不能直射眼睛。

建议书桌中央区域表面的光照度最好能达到500lx以上，至少达到300lx；边缘最好能达到250lx以上，至少达到150lx。

选择护眼灯，要注意排除"三无"产品，尽量选择有保障的品牌灯源。

护眼灯应选择有色温参数、显色指数、无频闪等标示的产品，色温不超过4000K，显色指数＞90，无频闪且无蓝光危害。

护眼灯建议带有灯罩，不应使用不带灯罩的裸灯，避免光线直接照射眼睛。选择时应注意荧光灯管上的几种标志：RR为日光色，RN为暖白色，这两种颜色都有护眼作用；RL为冷白色，RB为白色，这两种颜色没有护眼作用。

护眼灯最好能过滤紫外线和减少反射眩光。选用灯臂可调节的台灯可以帮助解决反射眩光问题。

台灯光线应该从写字的手的对侧射入，避免写字时手影遮住光线。惯用右手的人，应该放在左前方。书桌上也不应当放置容易产生眩光的物品，比如玻璃板。

在使用台灯的同时，应打开房间内的主照明灯（如顶灯），进行弥散光配合，以减少室内的明暗差，营造舒适的光空间环境，避免明暗对比强烈的照明方式。

白天学习时充分利用自然光

白天可以让孩子在自然光线下读写，光线应来自左上方，以避免右手写字时挡住光。同时应避免阳光直射而造成眩光。

眼睛是视觉器官，是喜欢阳光的，因为视细胞只对光有反应，光就像视细胞的食物一样，能促进其发育更新。孩子生活、学习的房间应该向阳明亮，窗户要大。温暖的阳光充溢房间，不仅可以放松孩子紧张的眼部肌肉，激活视细胞，也利于其开朗、乐观性格的养成。

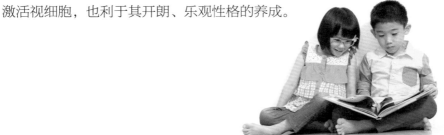

养成正确的读写看姿势

很多孩子在读写看时，要么东倒西歪，要么习惯躺着看书，要么在坐车时看书，或边走路边看书，还有的人一边吃东西一边看书，这些都是不良的用眼习惯。

读书写字时坐姿要端正，上身挺直，后背靠在椅子背上，两肩自然下垂，大腿平放在椅面上，小腿并拢，双脚平放在地面上。

保持"三个一"

- 眼与书本保持约 1 尺（30 ~ 35 厘米）距离；
- 身体与桌子之间保持约 1 拳距离；
- 握笔时手与笔尖保持约 1 寸（3 厘米）距离。

对正确读写看姿势的培养，需要在孩子刚入小学时抓起，可塑性强，能收到事半功倍的效果。如果等到高年级再来抓姿势，收效甚微。

除了重视读写看姿势的习惯培养，学习桌凳的高低也要符合孩子身体健康发育的要求。当书桌和椅子的高度尺寸与孩子身高不匹配时，会导致孩子的读写姿势不良，从而容易引起视觉疲劳和身体疲劳，最终导致近视、脊柱侧弯和驼背等健康问题。选择学习桌椅时，建议采用可升降的桌椅，可随时根据孩子的身高变化来调整桌椅的高度。桌面最好有30°~40°的倾斜度，使孩子的眼睛看书本上边和下边的距离是相同的，能减轻视疲劳。

桌椅高度参考

孩子取坐姿时，前臂水平，肘部刚好落在桌面上的高度叫肘高。桌面高与肘高相等，或低于肘高1~4厘米，为合适。

椅面高应与孩子的膝盖高相等，即孩子坐在椅子上，双足能放在地上。

学习时间不要太长

除了强调姿势，还要注意眼睛的休息。长时间近距离看书，眼睫状肌和晶状体会因长时间工作而疲劳，导致其弹性下降；眼直肌的持续工作会对眼球产生持续的压迫，易使眼球直径被拉长，进而产生近视。因此，孩子学习的时间不能太长。建议每隔半小时到1小时，就要让眼睛休息15~30分钟，最好能去户外活动或看远处休息，这样能使调节视力的睫状肌及早恢复，缓解视力疲劳。

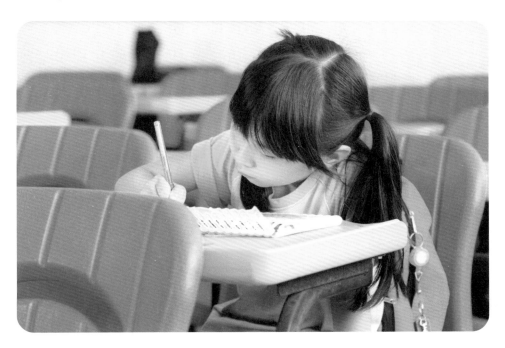

科学对待电子产品

随着电子产品的普及，让孩子杜绝看电子屏幕并不现实。不仅很多学校的日常教学依赖于电子设备，家庭日常的电子产品也逐渐增多，如电视、平板、电脑、手机、游戏机等，这些随处可见的电子产品也让孩子花在电子屏幕上的时间越来越多。过度使用电子产品对孩子视力的危害极大，所以还需科学合理地使用。

"20-20-20"原则

3岁以下的孩子尽量少接触电子产品。在保证每天2小时户外活动的基础上，3~6岁孩子每天使用电子产品不超过1小时，每次不要超过15分钟。

学龄期的孩子，如果学习需要，可遵循"20-20-20"原则，即看电子屏幕20分钟，向20英尺（约6米）外眺望20秒，缓解近距离用眼带来的视疲劳症状。

手机对眼睛的危害最大

据研究显示，常见的电子产品中，手机对眼睛的影响最大，持续玩1小时手机可使视力度数出现短时加深的现象。使用平板和电脑对眼睛的影响次之，阅读纸质书对眼睛的影响较小。孩子在玩手机时，眼睛距屏幕的平均距离很近，约30厘米，远小于看报纸及看书时的距离（平均约40厘米）。看手机10分钟的眼睛疲劳程度相当于看电视30分钟的眼睛疲劳程度。

如何科学地看电视

距离不要太近

如果看电视时离电视屏幕太近，眼睛会受到屏幕的强光刺激，降低视觉的敏锐度与适应性，以及眼睫状肌的调节功能。一般看电视距离电视机2.5~4.0米为宜。

电视摆放高度尽量与眼睛平行

家长需要将电视放在以屏幕为中心、和孩子眼睛平行的位置。如果将电视放得过高，会使眼睛感到疲劳，电视高度要调节至合适位置。

时间不宜过长

看电视时间尽量控制在半小时内，最好不要超过1小时。每隔半小时，眼睛要休息一下。如果天天长时间看电视，不仅会对孩子的视力造成一定的危害，引起近视或散光，还会影响颈椎的发育和身心健康的发展。每天应合理控制时间，多一些户外玩耍和阅读的时间安排。

不宜关闭全部光源

看电视时，尤其是晚上，很多人喜欢把家里的灯都关闭，只打开电视屏幕，这样不利于儿童视力。室内光线过暗会影响孩子视觉功能的发展，也很容易导致近视。建议打开顶灯，或在座位的后方或侧方打开一些柔和的小灯，总之不建议关闭全部灯源，减少室内环境的明暗对比度，可以减轻视疲劳。

音量不宜过高

长时间、较频繁地播放较高音量，可能会刺激孩子听觉的敏锐度，使其形成不良的听觉习惯，而且会降低孩子视觉的感受性。

坐姿要正，不要躺着或歪着

还要注意纠正孩子看电视时的姿势，不可以躺在床上、斜靠在沙发上、侧躺在家长身上看电视，尽量端坐在小座椅上。躺、斜靠、侧躺看的姿势，容易使孩子未定型的脊柱发生变形与弯曲等。

屈光不正需佩戴眼镜远看

若孩子的眼睛本身存在屈光不正，看电视时应佩戴眼镜远看；应避免观看电视画面中出现的跳跃、模糊、晃动的画面。

看电子屏幕时注意用眼卫生

电脑或学习机应靠墙放置

电脑或学习机应靠墙放置，屏幕后应避免有光源。因为无论是自然光还是灯光，都会刺激眼睛，容易出现视疲劳。

屏幕中心低于视线下方

将屏幕向后倾斜15°，最好使屏幕中心低于视线下方，可以维持适当的焦点，因为长时间盯着屏幕时，眼睛被迫水平移动，就会使眼周肌肉紧张，造成眼睛的压力。而我们的眼睛处于休息状态时，目光通常是向下20°～30°看东西，这也是用眼最自然的角度，不仅可以使颈部肌肉处于放松状态，又能减少眼裂张开程度，以及角膜暴露的面积，减轻眼干涩。

家长可以引导孩子学会调整学习座椅的高度，一般以屏幕中心略低于视线中心为佳。尽量选择舒适的、可以调节高低的座椅。如果座椅不舒适，身体就会被迫采取不良姿势，从而造成头肩颈、手肘出现僵硬紧绷感，进而影响血液循环，使眼睛受累，导致眼睛疲劳。

坐姿要端正

正确坐姿是双脚着地，脊背竖直并靠在椅背上，放在键盘上的双手和前臂要与上臂及肩膀呈90°，眼睛不要离屏幕太近，要保持50～70厘米的距离。避免弯腰前倾趴在键盘上。

尽量选用分离式键盘

如果使用电脑学习需要用到键盘打字，尽量选择分离式键盘，让键盘靠近身体，与屏幕保持距离。如果使用笔记本电脑，就不得不更接近屏幕，尽量少用。使用电脑或学习机时，应距离屏幕50～70厘米为宜，对眼睛有较好的保护。

视疲劳时增加眨眼的次数或闭目休息

当使用电脑或学习机时，因为专注力而使我们眨眼的次数会不自觉地减少，盯着屏幕的时间长了，眼睛会出现干涩、视物不清。

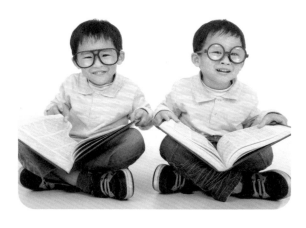

使用电脑时要注意增加眨眼的次数，感到视疲劳的时候，可以闭目短暂休息，或者远眺几分钟，使眼睛放松，恢复清晰的视力。

建议孩子使用电脑或学习机20～30分钟，就让眼睛休息10～20分钟。如果抽不出长时间休息，那么可以远眺2分钟，反复2～3次。

每天保证户外活动 2 小时

据有关研究显示，每天保持2~3小时的户外活动对预防或控制近视有着非常重要的作用。在光照度偏低的阴天或冬季，可以适当延长时长至3~4小时。孩子如果生活不规律、缺少户外活动、长时间近距离用眼，非常容易导致近视或加深近视程度。

大自然是孩子最好的"眼睛治疗师"

这是因为户外的自然光都是动态光，眼睛为了适应光线的变化，能自动调节瞳孔大小来控制光通量，继而带动睫状肌与晶状体运动，形成视光系统三联动状态。这样眼睛的视光系统就不易凝固而退化，可以减缓眼睛疲劳，起到预防近视的作用。

当户外光线亮度充足时，光线通过瞳孔到达视网膜，可刺激眼睛分泌多巴胺，可以有效减缓眼轴生长。阳光的波长范围广，含有充足的紫外线、蓝光等短波长，在户外光线下瞳孔缩小使得景深加长，可以增加视物清晰度，有效预防近视。

另据一份针对学生的研究报告显示，在每分钟5000lx的条件下，每天户外时间为150分钟（2.5小时），或累积光照强度达到750000lx时，近视发病率可相对降低24%。同等光强度条件下，每天户外活动时长达170分钟（约3小时），近视发病率可相对降低至30%。

"累积光照强度达到750000lx"就是指我们在10000lx的光照强度下活动75分钟，或是在3000lx的光照强度下活动250分钟，只要累积到这个有效光照强度即可。

什么时间段进行户外活动更好

很多人会说，那怎么计算这个累积光照强度呢？晴天、阴天哪个时间段出去玩更好？白天、晚上出去有区别吗？这个还真有区别，而且非常悬殊。

各种环境下的光照强度对比

场所 / 环境	光照度 / lx
晴天	30000~130000
阴天	3000~10000
日出日落	300
晴天室内	100~1000
阴天室内	5~50
黄昏室内	10
夜间路灯	5
黑夜	0.001~0.020

综上所述，光照强度越大，越能在更短的时间达到理想效果。当环境光照强度达到10000lx时，近视防控效果更为显著。

阴天的光照强度比不上晴天，但也达到了3000lx以上，远高于室内光照强度，户外活动时间加长同样可以产生不错的预防效果，因此即使是阴天也应该出去。

如果日常因天气、学业等原因，无法保证每天2~3小时的户外时长，那么周末时，家长应尽量多带孩子们去户外玩耍和运动。平时可以充分利用碎片化时间，保证每天活动2小时或者每周累计14小时左右。

经常做眼保健操

眼保健操的重要性

眼保健操是一种根据中医学的经络、推拿理论，结合医疗体育综合而成，以保护眼睛为目的的自我按摩法。通过对眼部周围穴位的按摩，增强眼眶的血液循环，消除眼内过度充血，可以缓解眼睛疲劳，预防近视。

我国的小学一直提倡广大学生做眼保健操，大部分的校内每天基本都会做眼保健操，具有很好的近视防治作用。平时在家里，或者寒暑假等假期，如果学习累了，眼睛感到疲劳时，也可以做做眼保健操。

眼保健操的时长基本在5分钟左右。现在多以新版为主，相比旧版而言删除了"干洗脸"环节，可以避免学生手上的细菌有可能进入眼睛和嘴部。新版改为了"按头部督脉穴"，还增加了趣味性较强的"脚趾抓地"动作。

眼保健操要诀

- 指甲短，手洁净。遵要求，神入静。

- 穴位准，手法正。力适度，酸胀疼。

- 合拍节，不乱行。

- 前四节，闭眼睛。后两节，双目睁。

- 眼红肿，操暂停。脸生疖，禁忌证。

- 做眼操，贵在恒。走形式，难见功。

简而言之，做眼保健操要按对穴位，孩子双手要保持清洁，指甲不宜过长，按揉面不宜太大，手法要轻缓，不宜过度用力。结束后可以闭眼休息片刻或向窗外眺望片刻，让眼睛充分休息。

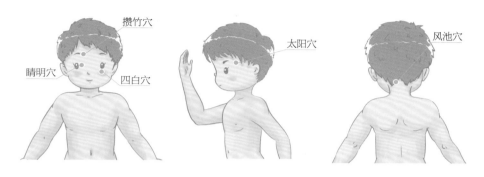

眼保健操的两个通用版本

新版眼保健操的版本也各不相同，这里介绍通用的两个版本。

眼保健操版本一

按揉耳垂眼穴，脚趾抓地

用双手拇指和食指的螺纹面捏住耳垂正中的眼穴，其余三指自然并拢弯曲。伴随音乐口令，用拇指和食指有节奏地揉捏穴位，同时用双脚全部脚趾做抓地运动，每拍一次，做四个八拍。

按太阳穴，轮刮眼眶

蜷起四指，以左右拇指螺纹面按住太阳穴，以左右食指第二节内侧面轮刮眼眶，上侧从眉头开始，到眉梢为止，下侧从内眼角至外眼角，先上后下，轮刮上下一圈。两个节拍刮一次，连刮两次。如此交替，做四个八拍。

按揉四白穴

用双手食指螺纹面分别按在两侧穴位上，拇指抵在下颌凹陷处，其余手指自然放松、握起，呈空心拳状。随音乐口令有节奏地按揉穴位，每拍一圈，做四个八拍。

按揉风池穴

用双手食指和中指的螺纹面分别按在两侧穴位上，其余三指自然放松。随音乐口令有节奏地按揉穴位，每拍一圈，做四个八拍。

按头部督脉穴

双手呈屈曲状，按压在头部督脉穴上四次，从前往后，手指放松。随音乐每拍按揉一次，做四个八拍。

眼保健操版本二

按揉攒竹穴

用双手拇指螺纹面分别按在两侧穴位上，其余手指自然放松，指尖抵在前额上。随音乐口令有节奏地按揉穴位，每拍一圈，做四个八拍。

按压睛明穴

用双手食指螺纹面分别按在鼻根两侧穴位上，其余手指自然放松、握起，呈空心拳状。随音乐口令有节奏地上下按压穴位，注意先向下按，然后向上挤。每拍一次，做四个八拍。

按揉四白穴

首先左右食指与中指并拢，放在鼻翼两侧，拇指支撑在下颌骨凹陷处，然后放下中指，在面颊中央按揉。注意穴位不需移动，按揉面不要太大。

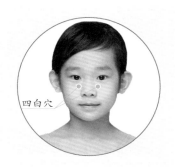

按揉太阳穴，刮上眼眶

用双手拇指的螺纹面分别按在两侧太阳穴上，其余手指自然放松，弯曲。伴随音乐口令，先用拇指按揉太阳穴，每拍一圈，揉四圈。然后拇指不动，用双手食指的第二个关节内侧稍加用力从眉头刮至眉梢，两个节拍刮一次，连刮两次。如此交替，做四个八拍。

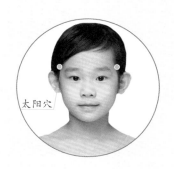

按揉风池穴

用双手食指和中指的螺纹面分别按在两侧穴位上，其余三指自然放松。随音乐口令有节奏地按揉穴位，每拍一圈，做四个八拍。

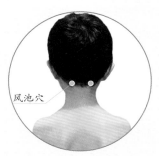

揉捏耳垂，脚趾抓地

用双手拇指和食指的螺纹面捏住耳垂正中，其余三指自然并拢弯曲。伴随音乐，两指有节奏地揉捏耳垂，同时双脚脚趾做抓地运动，每拍一次，做四个八拍。

杜绝扣眼揉眼坏习惯

我们的孩子是不是经常有揉眼睛的习惯？

- 眼睛突然感觉不舒服，狠狠地揉一会儿；

- 刚睡醒，眼睛有眼屎的时候，再狠狠地揉一会儿；

- 看书看久了眼睛酸，再揉一下；

- 做作业眼睛累了，不自觉地又揉一会儿；

- 还有的孩子，更是有用指尖去抠眼睛的习惯……

揉眼睛虽然可以暂时缓解视疲劳和不适，但对脆弱的眼睛来说，其实都是致命性的打击！当揉眼睛的时候，眼球会受到挤压而造成变形，晶状体也会跟着移动，而能够支撑住眼睛的韧带被反复拉扯，时间长了力量变松弛，还可能导致视网膜脱落，视力急速下降。

此外，儿童手指上的微生物、细菌都很多，随意揉眼、频繁揉眼容易让眼部造成感染。有些孩子如果患有过敏性结膜炎，就会更频繁地揉眼睛，不停地刺激加剧局部炎症级联反应，陷入了"越痒越想揉，越揉却越痒"的恶性循环。

对于成人来说，可以依靠自制力适当控制这个坏习惯，但对于年龄小、有揉眼睛习惯的儿童来说，却很难控制，只能慢慢地疏导。

比如每次在孩子揉眼睛时可以对他说：轻轻地揉，我们的眼睛很脆弱，它会受伤；想揉眼睛的时候，先试着眨几下眼睛，往远处眺望一会儿……

营养均衡让眼睛炯炯有神

粗细搭配

现代人吃精细化的粮食居多，其实保护视力所需的营养素铬更多存在于粗粮中。粗粮相比精细化食物，营养也更丰富。如果孩子很少吃粗粮，就容易造成体内缺铬，因此在日常饮食中还是要注意粗细粮搭配着食用。

荤素搭配

日常饮食中，应坚持荤素搭配。有些孩子爱荤不爱素，或者喜素不喜荤，偏食严重很容易导致营养不良。

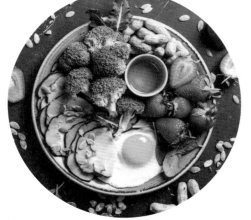

我们常接触到的食物丰富多样，所含的营养成分也不尽相同。蔬菜和水果可以提供丰富的维生素、矿物质和膳食纤维，而肉类食物可以提供高质量的蛋白质和必需的脂肪酸。

供养眼睛的营养无法从单一的食物中获取，坚持荤素搭配，更能帮助孩子摄取均衡营养，满足身体、眼睛的需求。

三餐规律，少吃零食

儿童应每日规律进餐，三餐时间尽量相对固定，每餐尽量多样化，保障营养均衡。在结合本地饮食习惯的基础上，一顿营养丰富的饭菜可包括以下食物：

谷薯类	谷类及薯类食物，如馒头、花卷、面包、米饭、红薯、白薯等。	
肉蛋类	鱼禽肉蛋等食物，如蛋、猪肉、牛肉、鸡肉、鱼肉等。	
奶豆类	牛奶及其制品、豆类及其制品，如牛奶、酸奶、豆浆、豆腐脑等。	
果蔬类	新鲜蔬菜和水果，如菠菜、西红柿、黄瓜、西蓝花、苹果、梨、香蕉等。	

完全杜绝孩子吃零食也不现实，家长可以引导孩子选择卫生、营养丰富的食物作为零食，少吃高糖类零食和饮料。多吃一些水果、奶类、豆类、坚果类、谷薯类等零食。吃零食的量以不影响正餐为宜，不能用零食代替正餐。

充足的睡眠有助于视力恢复

睡眠不足，昼夜节律易紊乱

据有关研究显示，睡眠的时长与近视的发生也存在关联性，睡的时间越少，发生近视的风险越高。入睡的时间早晚和近视的发生率同样存在相关性，晚睡的孩子（21:30后）比早睡的孩子（21:00前）发生近视的风险高了1.4倍。

人的一生有三分之一的时间是在睡眠中度过的，所以说睡眠非常重要。睡眠对近视的影响主要来自昼夜节律被打乱。角膜厚度、眼轴长度、视网膜厚度、脉络膜厚度和眼压等都存在明显的昼夜节律变化：人眼的眼轴长度具有中午最长、夜间最短的变化规律；眼压在早晨最高，晚上最低。如果孩子睡觉很晚，本该在夜间睡眠时变短的眼轴没有变化，本该降低的眼压也没有恢复，久而久之，眼轴变长，眼压增高，就容易引发近视。

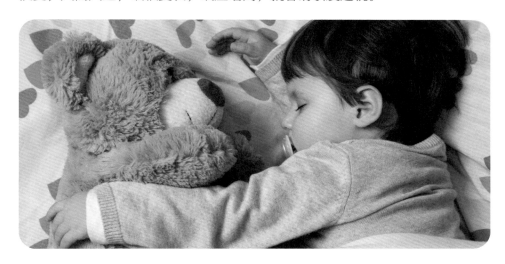

睡眠充足，就寝时间规律

睡眠充足才能更好地分泌褪黑素和视网膜多巴胺，这些都参与生物节律的调节和表达，介导了生物钟对屈光发育的影响。

而且学龄期的儿童不仅在白天忙着学习，甚至放学后也需要做作业，眼睛近距离连轴转地"工作"，造成的眼部负担较重。晚上人体进入睡眠状态，眼睛才能得到充分的休息，维持眼睛的健康状态。

因此，为了视力的健康，家长要积极引导孩子保证充足的睡眠，学龄期儿童的睡眠时间尽量保证10小时以上，不晚于21:00就寝。

睡前不看电子产品，睡后不留小夜灯

蓝光等光信号会刺激大脑，抑制褪黑素的分泌，导致生物节律紊乱，进而影响眼部的生物钟。注意睡前不要使用电子产品，睡后尽量不要留小夜灯。

保持规律的睡眠、高质量的睡眠，还可以促进人体生长激素的分泌，有助于长高。

进入睡眠后，我们的眼睛是能感知光线的。如果天花板上有光源直接照射眼睛，会严重妨碍睡眠质量。即使光源改成小夜灯等暗光，也不利于孩子的睡眠。因此，尽量让孩子适应在黑暗的房间里睡觉，少用或不用小夜灯，更不能开天花板上的灯源。

保持愉快的心情

积极的情绪与视力息息相关。愉快的心情可以促进大脑分泌多巴胺等神经递质，有利于调节眼睛的功能和状态，对于维持视力有积极的影响。

当人们的心情愉快时，眼部肌肉也会放松，还可以促进身体的血液循环，减轻大脑的压力和焦虑感。

反之，如果孩子常常心情不好，学习时烦躁、焦虑，就会导致大脑分泌皮质醇等激素，影响眼睛的血液供应和新陈代谢。

因此，家长要学会积极引导孩子学习，适当调节情绪，不要一直处于焦虑、紧绷的学习状态中，让孩子拥有一种积极乐观的学习情绪，保持愉快的心情去学习，对视力大有帮助。

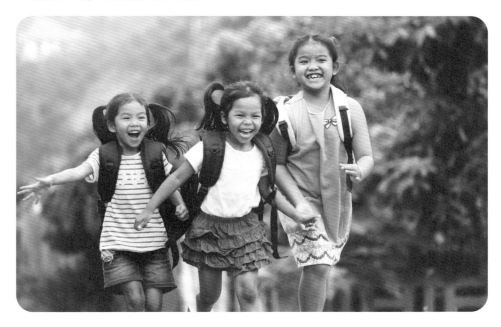

运动锻炼——预防近视好帮手

坚持适当的运动锻炼，可以促进身体的血液循环，提供足够的营养和氧气到眼部组织，还有助于减少眼部疲劳和预防眼部疾病，同时起到保护眼睛健康、改善视力的作用。

平时多进行一些有益于眼睛的球类运动，如乒乓球、羽毛球、足球、高尔夫球等。当眼球追随目标时，睫状肌不断得到放松与收缩，以及眼外肌的协同作用，可以提高眼部血液循环，促进眼部新陈代谢，从而减轻眼疲劳。

打羽毛球

打羽毛球可以很好地预防近视。因为在打羽毛球的过程中，眼睛要时刻观察球的状态，在连续不断的击球回球中，可以有效改善睫状肌的紧张状态，促进眼球组织的血液循环，消除眼睛疲劳。

打乒乓球

乒乓球运动具有高速度和灵活性。打乒乓球时，不仅需要身体进行迅速反应，还需要眼睛时刻观察球的运动轨迹。该运动可以快速提升眼球的协调性和反应力，也可以锻炼专注力和判断能力。

打排球

排球运动除了锻炼大脑反应能力和眼球的调节能力，更需要团队合作能力。在排球运动中，我们需要不断地调整眼球焦距，追踪球的移动，并做出快速反应，可以提高眼球的灵活性和敏捷性，锻炼孩子的视觉追踪能力。

放风筝

放风筝可以将近距离视物转化为远眺，对保护视力十分有益。该项运动非常适合调节眼肌能力，可以有效预防近视。此外，还能通过户外奔跑活动身体，提高免疫力。

踢足球

足球场相对比较宽阔，视野宽广，睫状肌处于完全放松的状态，眼睛也要随时看着球或者球员的移动，眼部肌肉可以进行有效调节，缓解眼部肌肉疲劳。

跳绳

跳绳时，眼睛的数条眼球肌也会相互协调配合，视网膜会进行平时难以进行的急剧的显像活动，相当于眼保健操，可以起到保护视力的作用。户外蹦床等弹跳运动也具有不错的效果。

登山

登高望远也是一项对视力有益的运动。眺望远方时，满眼的绿色使孩子的眼睛得到放松与休息，眼球会频繁调节焦距，从而锻炼眼部肌肉，对缓解眼睛疲劳非常有帮助。同时，登山也可以锻炼孩子的运动耐力，使孩子呼吸到新鲜的空气。

好玩有趣的护眼小游戏

现阶段，很多学龄期儿童每天学习用眼至少达八九个小时，眼睛总处于紧张的疲惫状态。家长每天抽空陪孩子多做一些有趣的护眼小游戏，不仅可以缓解孩子视疲劳，还可以增进亲子关系。

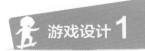 **游戏设计 1** 眼球瑜伽操

● **游戏目标**

这一组眼球瑜伽操可以锻炼睫状肌的调节能力。

● **玩法指南**

①近距离盯着自己的掌纹或其他手掌里的东西，看5～10秒。

②将目光转移到远处的东西或窗外，看5～10秒。

TIPS：10次为一组，每天做两组。

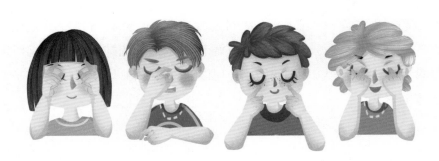

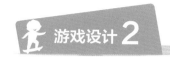 **让眼睛转圈圈**

● 游戏目标

有利于放松睫状肌，恢复其调节功能，缓解视疲劳。

● 玩法指南

①身体端坐，右臂向右侧完全伸直，抬至肩膀高度，完全伸展，来回移动，同时摆动食指。

②双眼跟着右手食指来回移动，可以让眼球按顺时针或逆时针转圈圈。眼球在每一位置停留1秒，开始时转动5次，逐渐增加到10次。

TIPS：左右手臂交替进行，让眼球沿相反的方向滚动。眼球转动次数多的时候，眼睛可能有酸感，是正常反应。10次为一组，每天做两组。

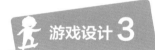 **天黑请闭眼**

● 游戏目标

放松眼部肌肉，缓解用眼疲劳。

● 玩法指南

①全身放松，闭上双眼，数到10。

②快速摩擦两掌，使之生热，迅速捂住双眼。

③热散后两掌拿开，双眼同时睁开，放松数到10。

TIPS：如此重复练习5~10次，注意不要碰到眼球，通过想象黑暗来放松眼睛。

游戏设计 4 　　乒乓球小游戏

● **游戏目标**

这是一个简单、好玩的小游戏，可以让疲劳的睫状肌得到缓解。

● **玩法指南**

①将乒乓球用线拴住，并悬挂起来，不需要多高，最好儿童坐着也可以操作。

②给孩子一副乒乓球拍用来反复打球，家长也可以参与进来。

TIPS：每天可多次重复，尤其是在学习后放松的时间里。

游戏设计 5 　　蜜蜂飞啊飞

● **游戏目标**

有利于强化睫状肌，缓解眼部疲劳。

● **玩法指南**

①准备一只小蜜蜂（蝴蝶等其他带翅膀动物均可）贴纸，创造一个游戏情境。

②在孩子的拇指上贴上一只小蜜蜂。

③边表演边口述情境，比如小蜜蜂喜欢表演空中杂技，能在空中轻松地绕圈圈和翻筋斗。

TIPS：孩子的眼睛要跟着小蜜蜂的表演转动。记得要慢慢转动，一次1~2分钟即可。

游戏设计 6 丢接沙包或小球

● 游戏目标

有利于放松全身，活动筋骨，缓解视疲劳。

● 玩法指南

①家长需准备几个软硬合适的沙包或小球。

②孩子可以一只手向上抛沙包，用另外一只手接住，并且用自己的眼睛和鼻尖去追随沙包的走向。

TIPS：可以在休息间歇玩10～15分钟，重复动作，家长也可以参与进来，互相扔沙包。孩子自己玩的话，动作熟练后可以将沙包抛高一些，提高难度。

游戏设计 7 眼颈体操

● 游戏目标

有利于放松僵硬的颈部肌肉，促进血液循环，缓解视疲劳。

● 玩法指南

①站立或端坐均可，双手指交叉，双臂抱在脑后。

②面部带动颈部，先将头部缓慢转向左侧，让右侧颈部伸直后，停留片刻，再缓慢转向左侧，让左边颈部伸直后停留片刻。同时眼球也进行相应的转动。

TIPS：10次为一组，每天做两组。长时间读书、学习，脖颈一直处于往前伸的前倾姿势，这套小游戏可以缓解脖颈的紧张，以及眼睛的疲劳。

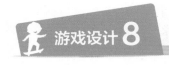 **游戏设计 8** 鼻子魔力画画画

● **游戏目标**

有利于放松头颈部紧张的状态，缓解睫状肌疲劳。

● **玩法指南**

①孩子可以选择一个舒适、面对阳光的位置。

②闭上眼睛，把鼻子想象成一个彩色的有魔力的笔，也可以用彩纸做一个长长的尖尖的鼻子挂在鼻子处。

③转动头部，用魔力鼻子画圆圈、画各种想象的轮廓。

TIPS：面向阳光时，记住别睁开眼睛，以防被阳光刺伤。边画边想象温暖和能量，以及各种彩色的景象，向太阳说"感谢你"，感谢温暖的阳光、美丽的色彩。

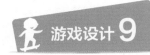 **游戏设计 9** 数数睁闭眼游戏

● **游戏目标**

有利于放松大脑，锻炼数字思维。

● **玩法指南**

①制定游戏规则，一边数数，一边眨眼。

②每数到2的倍数（如2、4、6、8、10等），用力地睁开眼睛。

③数到带有2（如2、12、20、21等）的数字时，就用力地闭上眼睛。

TIPS：该游戏适合有一定数学知识的孩子，需要家长一同参与。

穴位按摩有助于缓解视疲劳

攒竹穴——缓解眼肿

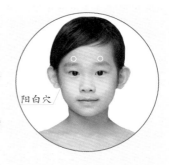

穴位定位： 该穴位位于面部，当眉头凹陷中，眶上切迹处。

操作方法： 用两食指指腹或拇指指腹按压穴位，每侧（或双侧同时）各揉按1～3分钟。

主要功效： 攒竹穴有活血通络、明目止痛的功效和作用。经常按摩此穴，可以缓解眼睛肿胀、急慢性结膜炎、视物不清、泪液过多、眼睑下垂等问题。

配穴治疗： 攒竹配列缺、颊车，有通经活络的作用，主治面瘫、面肌痉挛。

阳白穴——让眼睑回原位

穴位定位： 该穴位位于前额部，当瞳孔直上，眉上1寸。

操作方法： 用拇指弯曲的指节处或食指指腹按揉穴位，以有酸痛感为度。

主要功效： 阳白穴是治疗眼疾的特效穴。经常按摩此穴，可以缓解眼睛疲劳、目眩、视物模糊、眼睑瘙痒、上睑下垂等。

配穴治疗： 阳白配太阳、风池、外关，治疗偏头痛。

鱼腰穴——缓解眼睛疼痛

穴位定位： 该穴位位于瞳孔直上，眉毛中间。

操作方法： 用拇指弯曲的指节处或食指指腹按揉穴位，以有特殊的酸痛感为度。

主要功效： 按摩鱼腰穴，对缓解眼周肌肉紧张，舒缓眼睛疲劳、酸痛有很大帮助，可起到镇静安神、疏风通络的作用。

配穴治疗： 鱼腰配合谷，主治近视。鱼腰配耳尖，主治目生翳膜。

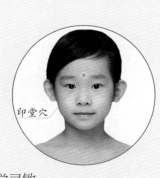

印堂穴——安神明目

穴位定位： 该穴位位于两眉连线的中点。

操作方法： 用拇指弯曲的指节处或食指指腹按揉穴位，以有特殊的酸痛感为度。

主要功效： 印堂穴有安神明目、提神醒脑、宁心益智、改善头痛的作用。经常按摩此穴，可增强鼻黏膜上皮细胞的增生能力，使嗅觉灵敏。

配穴治疗： 印堂配迎香、合谷，主治鼻炎、鼻塞。印堂配太阳、百会，主治头痛、眩晕。

翳明穴——防治近视

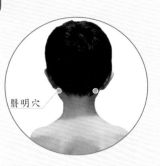

翳明穴

穴位定位： 该穴位位于项部，当翳风后1寸。

操作方法： 将食指、中指并拢，用两指指尖点揉翳明穴（或用拇指指腹按揉）100次。

主要功效： 翳明穴有明目聪耳、宁心安神的作用，是缓解近视的特效穴。

配穴治疗： 翳明配鱼腰、睛明，主治近视。翳明配球后、睛明，主治早期白内障。

四白穴——养眼明目

四白穴

穴位定位： 该穴位位于眼眶下方的凹陷处。

操作方法： 按揉此穴时，手指不可移动，按揉面不要太大，沿顺时针、逆时针方向各揉动8圈，反复4~8次即可。

主要功效： 四白穴是胃经的重要穴位之一。刺激四白穴能对眼部起到很好的保健作用，可以缓解眼部疲劳、眼花、黑眼圈等症状，具有疏经活络、养眼明目的功效。

配穴治疗： 四白配丰隆、太白，主治目翳、青光眼。四白配颊车、攒竹，主治角膜炎。

睛明穴——清热明目

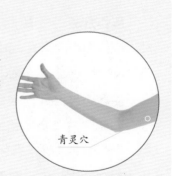

穴位定位： 该穴位位于目内眦角上方凹陷处。

操作方法： 用双手食指指腹用力垂直揉按睛明穴1~3分钟。

主要功效： 睛明穴是足太阳膀胱经常用的腧穴之一。长时间学习会感觉眼睛涩痛、眼睛干涩、视力模糊，按摩睛明穴能改善眼部血液循环，缓解视疲劳，具有降温除浊、清热明目、降低眼压、开窍明目等功效。

配穴治疗： 睛明配合谷、风池，主治结膜炎、目痒。睛明配肝俞、光明，主治夜盲、近视。

青灵穴——让眼睛不再发黄

穴位定位： 该穴位位于臂内侧，在极泉穴与少海穴的连线上，肘横纹上3寸，肱二头肌的尺侧缘。

操作方法： 将拇指之外的四指放于臂下，轻托手臂，用拇指指腹揉按此穴。

主要功效： 青灵穴有理气止痛的功效。经常拍打、按揉此穴，不仅可以治疗眼睛发黄，而且对神经性头痛、心绞痛等也有很好的调理作用。

配穴治疗： 青灵配少海、灵道，治疗上肢麻痹。青灵配光明、合谷，治疗目疾、头痛。

丝竹空穴——缓解眼干、眼痛

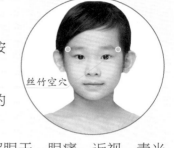

丝竹空穴

穴位定位： 该穴位位于眉梢凹陷处。

按摩方法： 用双手食指指腹用力垂直揉按丝竹空穴1～3分钟。

主要功效： 丝竹空穴是手少阳三焦经的常用腧穴之一，是治疗头痛、目眩的常用穴。经常刺激本穴，能祛风、明目、止痛，缓解眼干、眼痛、近视、青光眼、眼球充血等各种眼病。

配穴治疗： 丝竹空配太阳、外关，主治目痛。 丝竹空配睛明、攒竹，主治目赤肿痛。

瞳子髎穴——让眼肌放松

瞳子髎穴

穴位定位： 该穴位位于面部，目外眦旁0.5寸，当眶骨外缘凹陷处。

操作方法： 用双手食指指腹用力垂直揉按瞳子髎穴1～3分钟。

主要功效： 瞳子髎穴属足少阳胆经，揉按本穴可以促进眼部血液循环，治疗目赤肿痛、结膜炎、视力减退、结膜炎、泪囊炎、青光眼等多种眼部疾病。

配穴治疗： 瞳子髎配合谷、临泣、睛明，治疗目生内障。瞳子髎配睛明、丝竹空、攒竹，有清热止痛的作用，主治目痛、目赤、目翳。

头维穴——醒脑明目

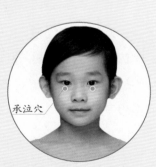

穴位定位： 该穴位位于头侧部，当额角发际上0.5寸，头正中线旁开4.5寸。

操作方法： 用拇指指腹（或食指指腹）按摩头维穴3~5分钟，1天1次。

主要功效： 头维穴是足阳明胃经在头角部的腧穴，为治疗湿邪内侵的头部腧穴。如果感受了湿邪，会有头痛如裹的困重感觉，常按头维穴可以醒脑明目、活血通络，有效治疗头痛。

配穴治疗： 头维配风池、率谷，主治偏头痛、眼痛。头维配合谷、后溪，主治目眩。

承泣穴——不再泪流不止

穴位定位： 该穴位位于面部，瞳孔直下，当眶下孔凹陷处。

操作方法： 双手食指伸直，用食指指腹同时揉按左右穴位，每次1~3分钟。

主要功效： 按摩承泣穴，不仅对眼泪失控症状有很好的调理作用，还可以治疗许多眼科疾病，如近视、夜盲、青光眼、结膜炎等。

配穴治疗： 承泣配风池、睛明，治疗目赤肿痛。承泣配太冲、攒竹、鱼腰，治疗迎风流泪。

风池穴——安神护眼

穴位定位： 该穴位位于后脑勺下方颈窝的两侧（从颈窝往外量约两个拇指的位置）。

操作方法： 用双手食指指腹紧按风池穴，用力旋转按揉30次左右，以有酸胀感为宜。

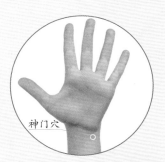

风池穴

主要功效： 风池穴属足少阳胆经，按揉此穴可以消除黑眼圈，减少眼部压力，改善颈部僵硬，消除肩膀酸痛、偏头痛等。

配穴治疗： 风池配合谷、丝竹空，治偏正头痛。风池配脑户、玉枕、风府、上星，治目痛不能视。

神门穴——宁心养神

穴位定位： 该穴位位于腕掌侧横纹尺侧端，尺侧腕屈肌腱的桡侧凹陷处。

按摩方法： 弯曲拇指，以指甲尖垂直掐按此穴，每日早晚左右手各按3～5分钟，先左后右。

神门穴

主要功效： 神门穴是人体精气的进入之处，具有安神、宁心、通络的功效。按摩此穴，对瞳孔散大有很好的疗效，还可辅助治疗心悸、心绞痛、失眠等疾病。

配穴治疗： 神门配内关、心俞，治疗心痛。神门配内关、三阴交，治疗健忘、失眠。

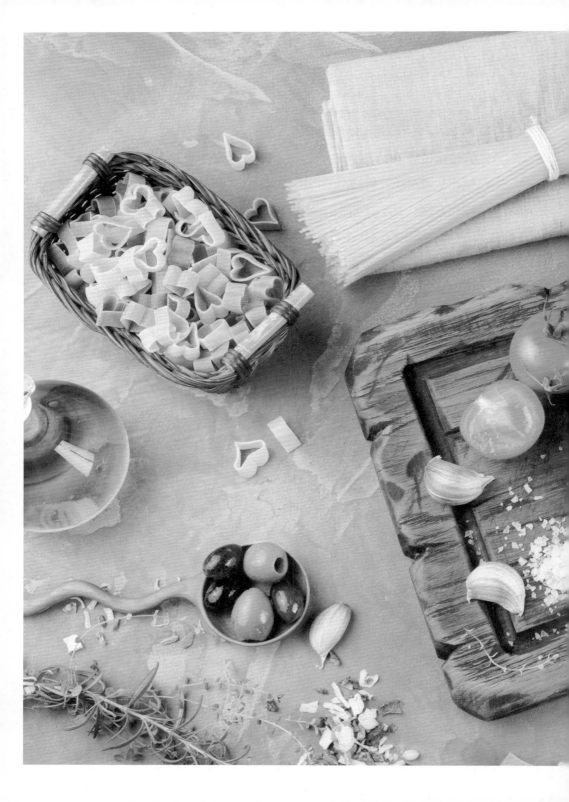

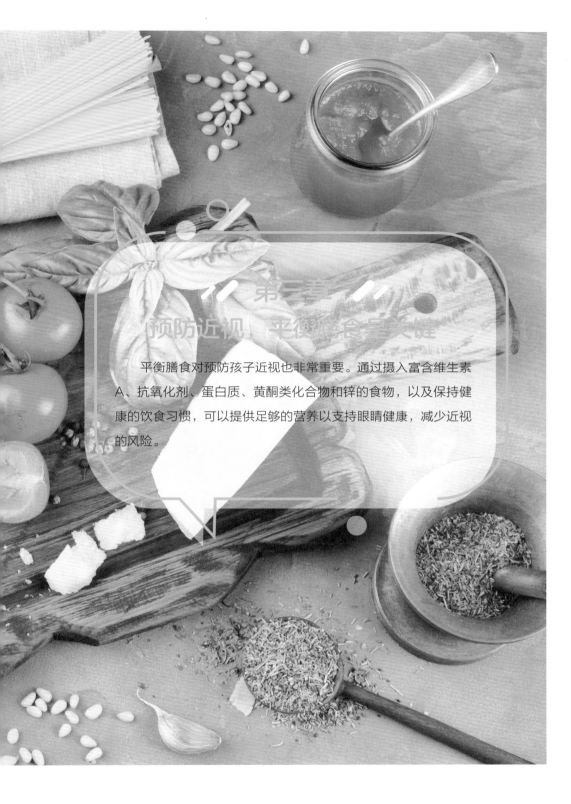

第三章
预防近视，平衡膳食是关键

　　平衡膳食对预防孩子近视也非常重要。通过摄入富含维生素A、抗氧化剂、蛋白质、黄酮类化合物和锌的食物，以及保持健康的饮食习惯，可以提供足够的营养以支持眼睛健康，减少近视的风险。

哪些食物对眼睛有益

富含钙的食物

钙不仅是人体骨骼的主要组成成分，还对眼部组织的发育和功能有益。钙的含量影响着眼球构成，是眼球壁巩膜的主要组成成分，具有调节神经肌肉兴奋的作用，有助于降低年龄相关性黄斑变性的发生风险。

对处于生长高峰期的学龄期儿童来说，本身钙需求量就大，身体对钙的需求量相对成人较多。若钙摄入量不足，不仅会影响骨骼的正常发育，还会导致正在发育的眼球壁、巩膜弹性降低，晶状体内压上升，进而造成眼球前后径拉长，使图像不能在视网膜上准确成像，角膜、睫状肌容易发生退行性病变，易造成视力减退或近视。

钙在人体视网膜觉察光线和将光线转换为神经信号的过程中起着重要作用，可以影响眼睛对光线的敏感程度。

日常饮食中，家长应多供给孩子含钙丰富的食物，如奶类、大豆及其制品、鱼、虾皮、鲜虾、海带、墨鱼、鸡蛋、芹菜、苋菜、油菜、小白菜、豌豆、菌类（香菇、蘑菇、木耳）、坚果类等，应该多样化供给，有助于提高人体对钙的吸收利用率。

—— 奶类 ——

—— 鸡蛋 ——

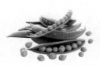
—— 豌豆 ——

富含维生素的食物

维生素 A：影响眼睛视觉和感光

天然维生素A有A_1及A_2两种，并以A_1为主，A_1是构成视觉细胞中感受弱光的视紫红质的组成成分。维生素A具有维持眼睛正常视觉与感光、促进生长和骨骼发育的功能。如果孩子严重缺乏维生素A的话，可能会得"夜盲症"，造成眼睛对暗环境的适应能力变差，对光的感受能力变弱，还可能患上角膜溃疡和角结膜干燥症等。孩子多吃富含维生素A的食物可维持角膜的营养健康，预防眼病，让眼睛更明亮。

维生素A有强大的抗氧化作用，可以保护眼睛免受氧化损伤的影响。如果眼睛发生氧化损伤，就会引起玻璃体混浊、白内障等问题。

维生素A的主要食物来源有动物肝脏、鱼肝油、鱼卵、奶类、蛋黄、海带等，以及胡萝卜、菠菜、西红柿、青椒、甘蓝、荠菜、苋菜、红薯、南瓜、橘子、柿子、鲜枣、哈密瓜、芒果等新鲜蔬果。

需要特别注意的是，动物内脏虽然富含维生素A，但含胆固醇较高，并不适合儿童大量食用。维生素A的抗酸能力比较弱，容易被酸性食物破坏，不宜与酸性食物同时烹煮，以免导致维生素A流失。

我们通常所说"多吃胡萝卜可以明目"，是因为胡萝卜中含有大量的β-胡萝卜素，可以转化成维生素A，所以富含β-胡萝卜素的食物也都可以经常食用。

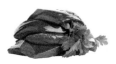
—— 动物肝脏 ——

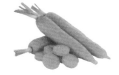
—— 胡萝卜 ——

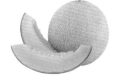
—— 哈密瓜 ——

B 族维生素：影响视觉神经

B族维生素能够促进人体细胞进行正常的代谢，参与人体神经的传导和调节，对维持神经系统健康非常重要。对眼睛的影响就包括维持视觉神经健康，如果严重缺乏B族维生素，眼部的神经可能会发生病变。

B族维生素是个"大家族"，常见的包括维生素B1、维生素B2、维生素B3（烟酸）、维生素B5（泛酸）、维生素B6、维生素B7（生物素）、维生素B9（叶酸）、维生素B12等。其中，维生素B2（又叫核黄素）与眼睛的关系最为密切，具有可逆的氧化还原特性，参与机体氧化还原过程，这些氧化还原过程是维持机体代谢功能所必需的。儿童若是长期缺乏维生素B2，眼睛会怕光、流眼泪、发痒或有烧灼感，出现视觉模糊、结膜充血、角膜毛细血管增生等症状。

富含B族维生素的食物有动物性制品、谷类、乳制品、瘦肉、蛋黄、绿叶蔬菜、豆类、菌藻类、小麦胚芽、糙米、鱼类、胡萝卜、香菇、橘子、橙子等。需要注意的是，在烹调过程中，应该尽量避免过分焖、煎炸等，这些食品加工方法很容易导致大量B族维生素的流失。维生素B2抗碱性很弱，易被碱性食物破坏，二者不宜一起烹煮；且易溶于水，烹调时需要控制好水分。

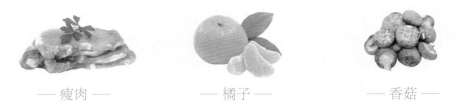

— 瘦肉 —　　　— 橘子 —　　　— 香菇 —

维生素 C：抗氧化，维护晶状体

维生素C是有名的抗氧化营养素，通过摄取有机性的自由基或活化受激态的氧分子，帮助人体清除体内堆积的过氧化物质，可抑制晶状体内的过氧化脂反应，减少自由基对眼睛的伤害，改善血液循环，延缓眼睛老化，预防近视、白内障。

维生素C还是眼球晶状体的组成成分之一，眼中维生素C的含量比血液中高出数倍，随年龄的增长而逐渐下降，晶状体机能也随之减退。

儿童体内维生素C平衡，能防止视网膜受到紫外线伤害，帮助减弱光线与氧气对眼球晶状体的损害，预防晶状体浑浊，预防早发性白内障，提高细小血管的韧性，维持眼球健康。

富含维生素C的食物主要来源于新鲜的蔬果，尤其是深绿色和黄红色的蔬果，比如橙子、猕猴桃、橘子、葡萄柚、柠檬、草莓、西红柿、绿色蔬菜等，以及包菜、菜花、豆芽、土豆、萝卜等。

除了食物，还有麦胚油、大豆油、花生油、芝麻油等植物油。

食用富含维生素C的食物时需要注意，维生素C怕热、怕光、怕铁锅，其中水果最好生吃以减少营养物质流失。

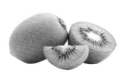
— 猕猴桃 —

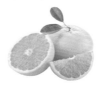
— 葡萄柚 —

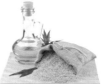
— 花生油 —

维生素 E：缓解眼疲劳

跟维生素C一样，维生素E也有很强的抗氧化性，可防止维生素A、维生素C被氧化，能抑制晶状体内的过氧化脂反应，减少自由基对眼睛的伤害，使毛细血管扩张，改善眼部血液循环，延缓眼睛老化，预防白内障，使视网膜免受氧化损失。

维生素E还可促进蛋白质合成，提高人体的新陈代谢，增强机体耐力，维持中枢神经、视网膜等机体的正常结构和功能。

充足的维生素E能够维持人体神经肌肉系统的正常发育和视网膜的功能，对眼睛有保护视力、缓解眼部疲劳等作用。

富含维生素E的食物包括：

- 坚果类：杏仁、核桃、腰果、花生、松子等。

- 植物油：植物油中的维生素 E 含量较高，特别是麦胚油、橄榄油、葵花子油、大豆油和玉米油等。

- 绿叶蔬菜：菠菜、油菜、甘蓝、生菜等。

- 水果：杨梅、黑莓、蓝莓、草莓等。

- 谷类和谷物：全麦面包、糙米、燕麦片等。

- 海鲜：鳕鱼、沙丁鱼、鳗鱼等富含不饱和脂肪酸的海鲜。

- 蛋类：鸡蛋黄中含有较多的维生素 E。

富含蛋白质的食物

蛋白质是构成眼球的主要成分之一，是视力发育的基础，眼部组织的修补、更新均需要蛋白质的参与。视网膜上的视紫质也是由蛋白质合成的。如果体内蛋白质长期处于缺乏状态，会导致视紫质合成不足，可能出现视力障碍，并发生各种眼疾。

此外，蛋白质约占人体全部质量的18%，是组成人体细胞、组织的主要成分。人体缺乏蛋白质时，会出现肌肉松软、发育不良，易感染、水肿、贫血等。及时补充蛋白质丰富的食物，有助于维持生命健康。

日常饮食中，蛋白质主要来源于瘦肉、鱼类、蛋类、奶类、谷类、大豆制品等。瘦肉、鱼类、奶类、蛋类等含有丰富的动物性蛋白质，而豆类含有丰富的植物性蛋白质。平时不要吃得过于单一，应混合均衡地食用。

—— 鱼类 ——

—— 奶类 ——

—— 谷类 ——

富含牛磺酸的食物

牛磺酸又称β-氨基乙磺酸，是人体必需的氨基酸，是合成蛋白质的主要成分，对人体各个系统的器官都起着重要作用。

牛磺酸除了促进智力发育、有益于提高记忆力外，还可以提高神经传导和视觉功能，对于孩子的神经系统和视力发育有着非常重要的作用；能够促进眼部血液循环，营养眼部肌肉，防止视神经退化，预防白内障，避免视疲劳；有助于维护视觉功能，修复角膜，抵抗眼病。

如果儿童体内长期缺乏牛磺酸，视网膜电流图会发生异常变化，视网膜的生长将会受到影响，视神经、晶状体、角膜都会受到损害。补充牛磺酸可减轻糖尿病视网膜病变和青光眼等症状。

牛磺酸含量最丰富的是海鱼、贝类、海洋植物等，如墨鱼、章鱼、虾、牡蛎、海螺、蛤蜊、海带等。鱼类中的青花鱼、竹荚鱼、沙丁鱼等含量也很丰富，紫菜中的牛磺酸含量较高。此外，一些动物的肝脏也有较高含量。

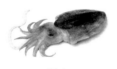
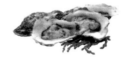
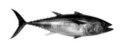

— 墨鱼 —　　　　— 牡蛎 —　　　　— 沙丁鱼 —

富含 DHA 和 ARA 的食物

DHA全名为二十二碳六烯酸，俗称"脑黄金"，是神经系统细胞生长及维持所需的一种主要元素，对大脑和视网膜的发育非常重要。视网膜感光细胞中含有丰富的DHA。

ARA也被称为"花生四烯酸"，对视力和大脑的生长发育也很重要。

DHA和ARA都是多不饱和脂肪酸，是大脑和视网膜的重要构成部分，对维持神经系统细胞生长起着重要作用。如果在妊娠期、婴幼儿期、儿童期等重要生长发育阶段缺乏DHA和ARA，将导致孩子头围小、智商和视力低下等不良后果，而且是不可逆转的损害。

人体自身较难合成DHA和ARA，可从饮食中摄取，适当补充会让视觉更敏锐、视物更清晰。蛋黄、深海鱼等是富含DHA和ARA的食物，如三文鱼、沙丁鱼、鳟鱼、大比目鱼，以及鸡、鸭、坚果类等食物。α-亚麻酸可以在体内转化生成DHA和ARA，因此可以增加膳食中α-亚麻酸植物油食物的摄入，如亚麻籽油、核桃、杏仁、花生、芝麻、葵花子等。

护眼食材推荐

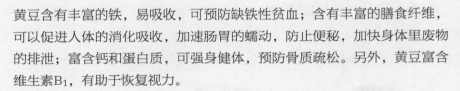

黄豆

营养功效

黄豆含有丰富的铁，易吸收，可预防缺铁性贫血；含有丰富的膳食纤维，可以促进人体的消化吸收，加速肠胃的蠕动，防止便秘，加快身体里废物的排泄；富含钙和蛋白质，可强身健体，预防骨质疏松。另外，黄豆富含维生素B_1，有助于恢复视力。

如何选购

好的黄豆颜色自然，看起来鲜艳有光泽，颗粒饱满均匀。轻轻咬黄豆，如果声音清脆，就表示豆子是干燥的。
黄豆想要长时间保存的话，必须严格控制水分。可以用玻璃罐装好黄豆，然后放入冰箱冷藏。

食用宜忌

动脉硬化、高血压、冠心病、高脂血症、糖尿病、气血不足、营养不良、癌症等患者宜食。消化功能不良、胃脘胀痛、腹胀等有慢性消化道疾病的人应尽量少食。

烹饪TIPS

黄豆比较难烹熟，最好先浸泡半天到一天的时间再烹调。

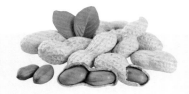

花生

营养功效

花生含有丰富的蛋白质、维生素A、维生素B₁、维生素E、维生素K、钙、不饱和脂肪酸，能增强记忆力与机体免疫力，预防感冒等疾病。

维生素E可以保护视网膜，硒和镁可以缓解眼部肌肉疲劳，减少眼睛干涩和疲劳感。

花生中的不饱和脂肪酸有降低胆固醇的作用，对防治动脉硬化、高血压和冠心病有食疗功效。

花生能够保护肝脏细胞，促进肝脏细胞再生，预防肝炎、肝硬化等疾病。

花生富含各种营养成分，可以益智补脑、延年益寿、降压降脂、保护心脏、美容祛痘、润肠通便。

如何选购

优质花生一般颗粒饱满、形态完整、大小均匀。

花生应晒干后放在低温、干燥的地方储存。

食用宜忌

花生中油脂含量高，在消化时需要消耗胆汁多，胆病患者不宜食用。

因其能促进凝血，故血栓患者及血黏度高的人不宜多食。

此外，肠滑便泄、体寒湿滞、糖尿病患者不宜多食。

烹饪TIPS

花生的烹调方法较多，可带壳烘干或水煮，可用油和盐炒熟当菜肴，也可剥取花生米和其他食材一起炖汤，还可以油炸花生米。

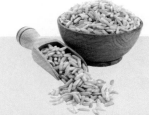

糙米

营养功效

糙米含有丰富的蛋白质、碳水化合物、膳食纤维、维生素B_1、维生素B_2、维生素E、维生素K、钙、铁、磷等营养成分，有助于恢复视力，增强人体免疫力。

糙米含有胚芽，富含膳食纤维，可加速肠道蠕动、软化粪便，帮助改善肠胃功能。

糙米口感较粗，质地紧密，营养价值比精白米高。所含的锌、铬、钒等矿物质有利于提高胰岛素敏感性，有助于糖尿病患者食用，避免血糖大幅升高。

糙米富含优质蛋白质，易消化吸收，含有较多脂肪和碳水化合物，可提供大量热量。

如何选购

佳品色泽晶莹，颗粒均匀，无黄粒，无霉烂味。用手插入米袋摸一下，手上无油腻、米粉，用手碾一下，米粒不碎。置于阴凉处保存即可。

在盛有糙米的容器内放几瓣大蒜，可防止糙米因久存而生虫。

食用宜忌

腹泻、肠胃不好或者消化功能不好的人不适合多食糙米。

烹饪TIPS

糙米煮起来比较费时，煮前可以将它淘洗后用冷水浸泡过夜，然后连浸泡水一起投入高压锅，煮半小时以上。

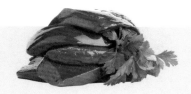

猪肝

营养功效

猪肝中含有丰富的维生素A，适量食用能帮助保护视力，缓解眼睛疲劳，还可帮助改善夜盲症等。

猪肝是一种常见的补血食材，含有丰富的铁元素，可以调节与改善人体的造血功能，能在一定程度上帮助人体补血，使面色红润。

猪肝中含有的维生素E是重要的抗氧化剂之一，对维持身体正常机能与美容护肤有一定功效。

猪肝营养丰富，维生素以及铁、锌、铜等各种矿物质含量均较高，可以在一定程度上补充营养，也可作为幼儿辅食的食材之一。

如何选购

健康的猪肝看起来色泽应是暗红色且有光泽的，外观应没有任何黑斑、白斑或瘀斑，摸起来有弹性、水分饱满，按压后会马上弹起，且没有表面凹凸不平的粗糙感。在新鲜猪肝的表面涂一层油，冷冻保存，下次取出时仍可保持新鲜，最好是隔天食用。

食用宜忌

猪肝适于贫血萎黄、肝血不足和头昏眩晕等患者食用。

猪肝的胆固醇含量较高，肥胖、胆固醇偏高的人尽量不要食用。

烹饪TIPS

烹饪时，一定要加热至全熟为止，这样烹制出的猪肝，既能有效地清除某些毒性物质、杀灭寄生虫和致病菌，又滑嫩可口。

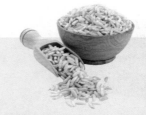

鳝鱼

营养功效

鳝鱼富含维生素A、维生素B_2、维生素B_1，还含有钙、磷、铁、烟酸、维生素C等多种营养物质，有助于视力发育。

鳝鱼中含有丰富的DHA和卵磷脂，有增强记忆力、补脑健身的功效。

鳝鱼含有维生素B_1、维生素B_2及人体所需的多种氨基酸，可预防食物不消化引起的腹泻。

鳝鱼富含不饱和脂肪酸，有很强的抗氧化作用，能保护胰腺 β - 细胞。

鳝鱼还富含一种天然的蛋白质，能改善糖代谢，有效调节血糖水平。

如何选购

新鲜的鳝鱼表面颜色均匀、无血迹斑点，游动灵活。可以买回家后用清水养着，烹调之前再宰杀。选购鳝鱼一定要挑选鲜活的，死去的鳝鱼很快就会腐烂变质。

食用宜忌

鳝鱼搭配苦瓜烹制，一次不宜吃太多，否则会引起旧病复发。口干舌燥者、便秘者也不要食用鳝鱼。死鳝鱼不宜食用。

烹饪TIPS

活鳝鱼会咬人，身体比较滑，宰杀的时候要注意安全。

烹制鳝鱼时适当放点大蒜，可以祛除腥味，还能延长菜品的保存时间。

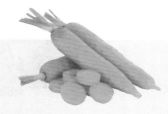

胡萝卜

营养功效

胡萝卜中含有大量的β-胡萝卜素，可以转化成维生素A，有助于眼睛健康，能有效缓解眼部的疲劳，可改善眼睛干涩、夜盲症，从而起到保护视力的作用。

胡萝卜富含胡萝卜素、B族维生素、维生素C，以及丰富的膳食纤维，是肠道中的"充盈物质"，可加强肠道的蠕动，从而宽肠通便，缓解便秘。

如何选购

佳品多根粗大、心细小，质地脆嫩、外形完整，表面有光泽。可将胡萝卜加热，放凉后用容器保存，冷藏可保鲜5天，冷冻可保鲜2个月左右。

食用宜忌

一般人都可食用，尤其适合癌症、高血压、夜盲症、眼干燥症患者，以及营养不良、食欲不振、皮肤粗糙者。脾胃虚寒及慢性胃炎、胃溃疡患者谨慎食用。

烹饪TIPS

胡萝卜富含的维生素A为脂溶性维生素，最好是油炒油炖，便于人体吸收。另外，烹调时加醋会破坏β-胡萝卜素，降低营养价值，不宜和醋一起食用。

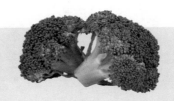

西蓝花

营养功效

西蓝花中的各种营养物质含量高且全面，富含的维生素A更是眼睛的"守护神"。

西蓝花中含有丰富的维生素A、维生素C、叶黄素等物质，适量食用可以补充身体所需营养，保护视网膜，促进眼内感光色素的形成，改善眼睛干涩、疼痛等症状，对保护视力有一定的辅助作用。

西蓝花中含有丰富的花青素，花青素具有抗氧化的作用，可以帮助缓解眼睛疲劳。

西蓝花中含有丰富的维生素C、胡萝卜素、蛋白质、碳水化合物等营养成分，可以补充身体营养，提高身体免疫力。

西蓝花含有丰富的铬，铬可以促进胰岛素分泌，调节血糖平衡，适合糖尿病患者食用。

如何选购

选购西蓝花以菜株亮丽、花蕾紧密结实的为佳。用透气膜包住西蓝花，然后直立放入冰箱的冷藏室内，大约可保鲜1周。

食用宜忌

一般人都可以食用，高脂血症、消化不良、食欲不振、体内缺乏维生素K者宜常吃西蓝花，但尿路结石患者、对西蓝花过敏的人群不宜食用。

烹饪TIPS

水煮西蓝花容易让口感变得软，吃起来不爽口，建议采用蒸的方式烹调西蓝花。另外，烹饪时间不可过长，以免影响脆感，破坏西蓝花的营养成分。

食用西蓝花前将其放在盐水里浸泡几分钟，可去除残留农药。

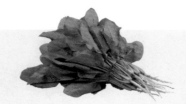

菠菜

营养功效

菠菜中含有大量叶黄素、维生素B_2、β-胡萝卜素等营养元素，能够加速眼部血液循环，避免眼睛布满血丝，缓解眼睛疲劳，预防眼干燥症。

叶黄素可预防视网膜黄斑变性、视功能下降，防止眼睛衰老。

菠菜中还含有大量的钾、钙、镁等矿物质，有助于增强眼部肌肉弹性，避免眼轴拉长，预防眼睛近视。

菠菜中的膳食纤维可缓解血糖上升过快，刺激肠胃蠕动，加快胆固醇的排出，有利于脂肪和糖分代谢，是控制血脂与血糖的必需物质。

菠菜还含有丰富的铁元素，其含量是西红柿、韭菜、苦瓜等的数倍，常食有助于缓解缺铁性贫血。

如何选购

挑选叶色较青、新鲜、无虫害的菠菜为宜。

用湿纸巾包好装入塑料袋或用保鲜膜包好放在冰箱里，可保存2天左右。

食用宜忌

一般人群都可经常食用菠菜，但肾炎患者、肾结石患者、脾虚便溏者不宜食用。

烹饪TIPS

菠菜中的草酸含量较高，直接食用会与人体内的钙形成草酸钙，影响人体对钙的吸收，所以在烹炒菠菜前，宜先焯水，减少草酸含量。当菠菜与豆腐一同搭配食用时，豆腐中的钙易与菠菜中的草酸结合生成草酸钙，形成不溶于水的结石，可能会影响人体对营养物质的吸收。

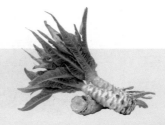

莴笋

营养功效

莴笋富含 β-胡萝卜素和维生素A，可以有效保护眼睛健康，防止因缺乏维生素A引起的夜盲症等眼部疾病。

莴笋中含有丰富的钙质，是补钙的良好来源，有助于骨骼健康发育。

莴笋中含有大量的膳食纤维，能够促进肠胃蠕动，加速食物消化和代谢。

莴笋含有多种天然抗氧化物质，如类黄酮和维生素C等，可以有效清除自由基，延缓细胞老化，有助于提高免疫力，预防疾病。

如何选购

选购莴笋时应选择茎粗大、肉质细嫩、多汁新鲜、无枯黄叶、无空心、中下部稍粗或呈棒状的。

将莴笋放入盛有凉水的器皿内，水淹至莴苣主干三分之一处，可放置3～5天。

食用宜忌

大部分人均可经常食用莴笋。莴笋性寒，当下有眼疾、脾胃虚寒者不宜食用。

烹饪TIPS

莴笋怕咸，在烹制时应少放盐。焯莴笋时若时间过长、温度过高，会使莴笋绵软，失去清脆口感。

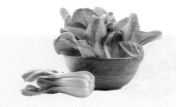

油菜

营养功效

油菜中含有丰富的叶黄素和玉米黄素，可以保护眼睛，预防黄斑变性等眼疾。

油菜中含有大量的植物纤维素，能促进肠道蠕动，预防便秘和结肠癌等疾病。

油菜富含蛋白质和多不饱和脂肪酸等，能够与食物中的胆固醇、三酰甘油结合，帮助排出，有助于降血脂。

油菜中含有维生素C、维生素E和β-胡萝卜素等抗氧化物质，可以清除自由基，减缓细胞老化，预防癌症等疾病。

如何选购

选购油菜时，通常看叶子的长短，叶子短的叫矮萁，矮萁的品质较好，口感软糯。购买时，每次只购买1~2日量，置于阴凉处保存，可保存1~2天。

食用宜忌

一般人均可食用，但小儿麻痹后期、狐臭等慢性病患者少食。

烹饪TIPS

油菜要现做现切，并用旺火爆炒，既可保持鲜脆口感，又可使其营养成分不被破坏。不要炒得太烂，以免油菜中的营养流失。

吃剩的熟油菜过夜后就不要再吃，以免造成亚硝酸盐沉积。

油菜不宜和山药、黄瓜、南瓜等食物一起吃，可能会导致营养丢失。

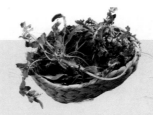

荠菜

营养功效

荠菜有健脾利水、止血解毒、降压明目的功效，并可抑制眼睛晶状体生成醛还原酶，对糖尿病、白内障、便秘等症有食疗功效。

荠菜含有丰富的叶绿素、胡萝卜素、钙、铁、锌等营养物质，孩子多吃荠菜，不仅能预防眼干燥症、白内障、黄斑病变等，而且还可以减缓眼疲劳，能起到对眼睛的保护作用。

荠菜具有利尿消肿的功效，可以用于治疗水肿、尿路感染等症状。

荠菜中含有丰富的维生素C和叶酸，可以降低血脂，预防心血管疾病。

荠菜具有清热解毒的功效，可以缓解眼部疼痛和不适感，改善眼部血液循环。

如何选购

市场选购以单棵生长的为好。红叶荠菜香味更浓，口感更好。

荠菜去掉黄叶老根洗干净后，用开水焯一下，待颜色变得碧绿后捞出，沥干水分，按每顿的食量分成小包，放入冷冻室保存。

食用宜忌

一般人皆可食用荠菜，便溏泄泻及素日体弱者不宜常食。

烹饪TIPS

荠菜的食用方法很多，可拌、可炒、可烩，还可用来做馅或做汤。

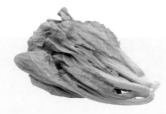

营养功效

芥菜组织粗硬，含有胡萝卜素和大量食用纤维素，有明目与宽肠通便的作用。

芥菜中含有大量的膳食纤维，除了能促进胃肠消化功能，增进食欲，帮助消化，还能延缓食物中葡萄糖的吸收，降低餐后血糖。

维生素A是眼睛内视力色素的组成部分，可以预防眼结膜和眼角膜的干燥，保护视力健康。芥菜富含维生素A，是眼科患者的食疗佳品。

芥菜含有大量的维生素C，参与机体重要的氧化还原过程，有提神醒脑、解除疲劳的作用，还可以抑制细菌毒素，是治疗感染性疾病的绝佳食材。

如何选购

选购时要注意观察，叶片完整新鲜、不枯黄、不开花的就是比较新鲜的芥菜。

新鲜芥菜买回家之后可以用保鲜袋装好放入冰箱，随吃随取，但保存时间不宜太久。

食用宜忌

一般人皆可食用，热性咳嗽、风热感冒患者少食。

烹饪TIPS

因其质地粗糙、味道浓重，为了去掉一些味道，可以在烹饪前用开水焯一下。芥菜可用蒸、煮等方式烹饪，沙拉里也可以放一点芥菜。

芥菜不可与鲫鱼同食，会产生某些刺激性物质，进入肺肾可能会引发水肿。

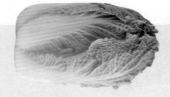

大白菜

营养功效

大白菜是获得维生素A的良好食材，有助于减少视力疲劳，改善弱光视力。

大白菜中的维生素C含量丰富，能增强免疫力，促进血液氧气供应，从而提高大脑认知功能。

大白菜的钠含量较低，含有的丰富粗纤维能促进肠壁蠕动，稀释肠道毒素，具有通利肠胃、止咳化痰、利尿养胃、降低血压的功效。

大白菜中的维生素E有助于保护身体细胞免受氧化损伤，维生素K有助于降低不必要的炎症风险。

如何选购

挑选包得紧实、新鲜、无虫害的大白菜为宜。

冬天可用无毒塑料袋保存，温度在0℃以上，可在大白菜叶上套上塑料袋，口不用扎，根朝下戳在地上即可。

食用宜忌

一般人可经常食用大白菜，胃寒、腹泻、肺热咳嗽者不宜多食。不过，大白菜储存时间过久，营养也会损失很多，不宜多吃。

烹饪TIPS

切大白菜时，宜顺着纹路切，这样大白菜更易熟；烹调时不宜用煮焯、浸烫后挤汁等方法，否则容易造成营养素的大量流失。

苦瓜

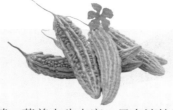

营养功效

苦瓜性寒、味苦，营养十分丰富，具有清热消暑、明目的功效，对目赤肿痛、眼睛红肿等症状有着较好的功效。

由于眼睛的视网膜中储存有相当多的游离维生素B_2，如果B族维生素缺乏，会导致眼睛畏光、流泪、发痒、视觉疲劳、眼肌痉挛等症状。苦瓜富含维生素B，可以缓解眼睛疲劳。

苦瓜富含维生素C，可保持血管弹性，防治高血压、脑出血、冠心病等。

苦瓜中的钾可以保护心肌细胞，有效降低血压。

苦瓜含有蛋白质、脂肪、碳水化合物、多种维生素、膳食纤维、磷、铁等营养物质，对眼睛有益。

如何选购

苦瓜身上一粒一粒的果瘤，是判断苦瓜好坏的特征。果瘤颗粒越大越饱满，表示瓜肉也越厚。

苦瓜不耐保存，即使在冰箱中存放，也不宜超过2天。

食用宜忌

苦瓜对于很多病症都有很好的食疗效果，一般人均可食用。但脾胃虚寒者不宜食，食之容易引起吐泻腹痛。

另外，苦瓜中含有奎宁，有刺激子宫收缩的作用，故孕妇不宜食用苦瓜。

苦瓜虽好，不能多吃，可能导致脾胃消化功能的下降。

烹饪TIPS

苦瓜质地较嫩，不宜炒制过久，以免影响口感。一次不宜吃太多，在与其他菜搭配炒制时不会将苦味传到搭配的菜上。

韭菜

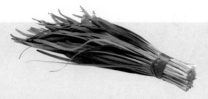

营养功效

韭菜中的含硫化合物具有降血脂及扩张血管的作用，能帮助疏通眼睛周围的毛细血管。此外，这种化合物还能使黑色素细胞内酪氨酸系统功能增强，从而改变皮肤毛囊的黑色素，使头发乌黑发亮。

韭菜富含粗纤维质、β-胡萝卜素、维生素B_2等营养成分，另外还含有钾、钙、镁、铁、锌、铜、锰等矿物质，对视力提升有很大的帮助。

韭菜含有大量的纤维素，可以有效地排出肠道内的毒素，起到促进食欲、润肠通便的作用。

如何选购

韭菜茎干切口处齐平的较为新鲜。

韭菜保持干燥，放置冰箱的保鲜室存放，一般可存放3天。

食用宜忌

有便秘、口干舌燥、生口疮等阴虚上火症状者不宜食用韭菜。过量食用会导致消化不良，对身体也无益处。

隔夜的熟韭菜或存放过久的生韭菜，其中的致癌物亚硝酸盐含量上升，不宜食用。

烹饪TIPS

韭菜清洗时将根部以上2厘米去掉，可减少农药残留。

韭菜不宜与白酒、牛奶、牛肉同食。

哪些食物对眼睛有害

高糖食物

高糖食物是影响孩子视力的"大敌"，还会加快近视加深。

很多孩子都偏好甜食，糖、巧克力等高糖食物更是家常便饭。高糖食物里含有大量草酸，如果长期摄入过量的糖，体内草酸也会日积月累，阻碍人体对钙的吸收，眼球壁巩膜的坚韧性会降低，弹性不足、眼轴变长，角膜睫状肌发生退行性病变，容易发展成近视。

食用过多糖会引起体内微量元素铬缺乏，而铬缺乏是导致近视的原因之一。降解糖类需要消耗人体内大量的维生素B1，摄入过多的糖分会导致糖分过度聚积，引起体内维生素B1缺乏，会妨碍孩子视神经系统的发育，引起视疲劳、角膜充血、视神经炎等眼病，还会影响房水和晶状体的渗透压，致使晶状体变凸，进而加重近视。

因此，对眼睛有害的高糖食物，家长一定要让孩子合理摄入，每天不要贪多。对于已发展为近视的孩子，对高糖食物的摄入更要严格控制。

常见的高糖食物包括各种各样的糖果类、巧克力、酸奶、番茄酱、冰激凌、水果罐头、果冻、奶茶、蛋糕、果汁、奶昔、碳酸饮料、葡萄干、山楂片、冰糖、麦芽糖、白砂糖、红糖、黑糖、南瓜粥、糖饼等。

烧烤油炸食物

随着孩子年龄的增加，学龄期儿童对美味的烤羊肉串、烤鸡腿、炸薯条、炸油条、炸鱼串等烧烤油炸类食物也是偏爱有加。这些食物吃起来很美味，但也是影响视力的食物，常吃这些食物可能增加孩子发生近视的概率。

烧烤油炸类食物如果长期摄入过多，体内会聚积大量蛋白质，而人体为了消化这些蛋白质需要大量水分，进而眼睛吸收的水分会相对减少，影响眼睛营养的正常吸收，出现眼干，导致眼疲劳。

视力与锌、铬、铁、钙等矿物质吸收有着密切联系。过度食用烧烤、油炸类食物，会影响眼睛对这些矿物质的吸收，容易导致眼球壁弹性变弱，从而引起近视。

家中制作烧烤油炸食物时，产生的炭烤或油炸烟雾也危害着孩子的眼睛。这些油烟中含有很多有毒物质，可导致眼睛刺激、呼吸困难、支气管炎等疾病。

过多地食用烧烤油炸食物还会增加致癌概率。大部分烧烤油炸食物，尤其是备受儿童钟爱的炸薯条中含有高浓度的丙烯酰胺（俗称丙毒），是一种高致癌物质。

其实，烧烤油炸类食物都是经过深加工的，在加工过程中已损失了很多营养，更多呈现的是口感上的美味，儿童还是少吃这些营养价值不高、危害性极大的食物。如果要吃，多焖烤，少用明火、炭火烤，搭配新鲜果蔬一起吃，不吃烤焦部分，家里制作油炸食物时要选用稳定性高的油，温度控制在200℃以下，避免连续高温油炸。烧烤后，尽快换掉烟熏的衣服。

深加工的食物

要预防近视，学龄期的儿童还应少吃深加工的食物。这些食物经过高温、高油脂等多道加工工序过程，已经破坏了食物中的维生素或营养物质等。如果孩子常常吃这类食品，甚至当成正餐，非常容易造成孩子营养缺乏，这对孩子的视力发展是有坏处的。

深加工的食品除了包括火腿、腌肉、方便面、油炸食品、熏腌食品、快餐等，还包括薯条、蛋糕等精细加工的淀粉类和精细类食物，这些食物中缺少B族维生素和铬（主要存在于粗粮中）。过多淀粉还会促使胰腺分泌较多的胰岛素，过多的胰岛素会引起一种重要的生长因子——"蛋白质-3"迅速减少，会造成眼轴长得太长，眼晶状体发育不协调。

各种不健康饮料

无论饮用什么饮料，都不如喝白开水。白开水进入人体内会立即参与新陈代谢，可调节体温，清理身体内部的"垃圾"，对身体健康大大有益。

而碳酸饮料虽然能止渴、补充糖分，却富含碳酸水、柠檬酸等酸性物质，过量摄入将导致人体血钙及维生素B_1含量减少，造成眼轴伸长，从而诱发近视。

因此，要让孩子养成少喝饮料、多喝白开水的习惯。

辛辣刺激性食物

学龄期的儿童并不适合吃太多辛辣刺激性食物，尤其大蒜。

过度食用一些辛辣味食物，眼睛的周围可能会感觉到灼热感，导致眼球血管充血，引发视物不清、结膜炎、眼底动脉硬化、眼干燥症和视力减退等疾病。

俗话说，"大蒜百益而独害目"，讲的就是大蒜具有抗菌杀菌的功效，适当吃一些对身体有益，但对人的眼睛却无益，患眼部疾病者尽量不吃或少吃大蒜，否则会加重眼睛的不适症状。

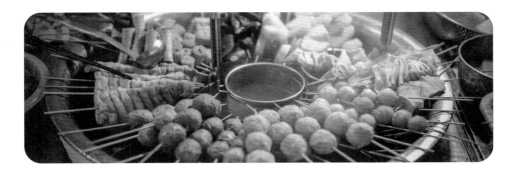

防治近视的食疗方

百合黑米粥

原料： 水发大米150克，水发黑米75克，鲜百合35克，盐适量。

 做法：

1. 砂锅中注入适量的清水，用大火烧热，倒入备好的大米、黑米。

2. 放入洗好的百合，用汤勺拌匀。

3. 烧开后用小火煮约半小时左右至熟。

4. 揭开盖，加入盐，煮至粥入味，盛出即可。

功效： 本方中含有丰富的维生素B2，可以缓解视疲劳。

— 黑米 —

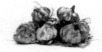

— 鲜百合 —

枸杞猪肝明目汤

原料： 猪肝95克，枸杞12克，香菜适量，盐少许，料酒、食用油各适量。

 做法：

1. 先将猪肝洗净切片。

2. 用油起锅，加入料酒、盐烧开。

3. 放入猪肝煮沸，加入枸杞，烧开后即可盛出，放入香菜。

4. 揭开盖，加入盐，煮至汤入味，盛出即可。

功效： 本方不仅能增进消化、促进食欲，还可以明目。

— 猪肝 —

— 枸杞 —

枣仁黑豆养心汤

原料： 水发黑豆150克，酸枣仁、柏子仁各少许，白糖适量。

做法：

1. 砂锅中注入适量清水，大火烧热，倒入酸枣仁。
2. 放入洗净的柏子仁、黑豆，搅拌均匀。
3. 水烧开后用小火煮约 30 分钟，至黑豆熟透。
4. 加入白糖，中火煮至溶化，盛出即可。

功效： 黑豆有养心润肺、养肝明目、改善贫血、益脾补肾等功效，很适合用眼过度者。

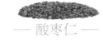

— 黑豆 —

— 酸枣仁 —

— 柏子仁 —

枸杞拌菠菜

原料： 菠菜250克，枸杞15克，蒜末少许，盐、鸡粉各少许，蚝油、食用油各适量。

做法：

1. 洗净的菠菜切成段，备用。
2. 锅中注水烧开，淋入食用油，倒入枸杞，焯煮片刻，捞出沥干。
3. 把菠菜倒入沸水锅中，搅拌匀，煮至断生，捞出沥干。
4. 把菠菜倒入盘中，放入准备好的蒜末、枸杞，加盐、鸡粉、蚝油，拌至入味即可。

功效： 菠菜有抗疲劳的功效，可以改善视力、预防近视。

— 菠菜 —

— 枸杞 —

鸡肉胡萝卜茄丁

原料：去皮茄子90克，鸡胸肉180克，去皮胡萝卜70克，蒜片、葱段各少许，盐、白糖、胡椒粉各少许，蚝油、生抽、料酒、食用油各适量。

做法：

1. 去皮茄子、胡萝卜切丁。

2. 将鸡胸肉切丁，加盐入味。然后放入油锅，翻炒至转色，盛出。

3. 另起锅注油，先倒入胡萝卜丁，炒匀，再放入葱段、蒜片，炒香，最后倒入茄子丁炒至微熟。

4. 加料酒、适量清水、盐，搅匀，用大火焖几分钟至食材熟软。

5. 倒入炒好的鸡肉丁，加入蚝油、胡椒粉、生抽、白糖，翻炒入味即可。

功效：本品富含不饱和脂肪酸、维生素A、维生素D、维生素E及β-胡萝卜素等营养成分，对眼睛有益。

菌菇稀饭

原料：金针菇60克，胡萝卜30克，香菇10克，绿豆芽25克，软饭200克，盐少许。

做法：

1. 提前准备煮好的米饭。将洗净的绿豆芽、金针菇切去根部，切成段；香菇、胡萝卜切丁。

2. 锅中倒入适量清水，放入处理好的香菇、胡萝卜、金针菇，用大火煮沸。

3. 调成小火，倒入软饭，搅散，再煮20分钟。

4. 倒入绿豆芽，搅拌片刻，放入少许盐，继续搅拌至入味即可。

功效：绿豆芽含有多种营养成分，具有清热解毒、补钙、护眼等功效。

油菜拌海米

原料：油菜100克，熟海米15克，姜葱末少许，盐、白糖各少许，芝麻油适量。

── 油菜 ──

做法：

1. 洗净的油菜切去根部，切段。

2. 锅中注水烧开，放入油菜，煮至断生，捞出沥干。

3. 取一个盘，倒入油菜，撒上姜葱末，放入盐、白糖、芝麻油，搅拌均匀；加入熟海米，搅拌均匀。

── 熟海米 ──

功效：油菜含有能促进眼睛视紫质合成的物质，能明目；海米营养丰富，富含钙和蛋白质，能补虚，又可护眼。

凉拌紫甘蓝

原料：紫甘蓝、白菜各120克，海蜇丝20克，香菜、蒜末各少许，食盐、白糖各少许，芝麻油、陈醋各适量。

── 紫甘蓝 ──

做法：

1. 白菜洗净切丝；紫甘蓝洗净切丝；香菜洗净切碎末。

2. 锅中注水烧开，依次加入盐、海蜇丝、白菜和紫甘蓝，拌匀，煮至断生，捞出沥干。

── 白菜 ──

3. 取一个盘，倒入白菜、紫甘蓝，加盐、白糖、芝麻油、陈醋，搅拌均匀。

4. 撒上蒜末、香菜，倒入海蜇丝，拌至入味，装入盘中即可。

── 海蜇丝 ──

功效：本方有开胃、护眼明目的食疗功效。

鸡肝决明苋菜汤

原料：苋菜180克，鸡肝40克，决明子8克，盐少许，料酒适量。

— 苋菜 —

做法：

1. 将鸡肝洗净、切成片，备用。

2. 锅中注水烧开，倒入鸡肝、料酒，氽去血水，捞出沥干。

— 鸡肝 —

3. 将砂锅中注入适量清水烧开，倒入决明子，转中火煮30分钟，捞出。

4. 倒入苋菜、鸡肝，加盐拌至入味即可。

功效：鸡肝可以养肝明目，能有效改善视力。

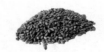
— 决明子 —

韭菜炒核桃仁

原料：韭菜180克，核桃仁35克，彩椒25克，盐、鸡粉各少许，食用油适量。

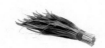
— 韭菜 —

做法：

1. 韭菜洗净切成段；洗好的彩椒切成粗丝。

2. 锅中注水烧开，加入盐、核桃仁，煮至入味，捞出沥干再入锅用油略炸，捞出。

— 核桃仁 —

3. 锅底留油烧热，倒入彩椒丝、韭菜，翻炒几下，至其断生。

4. 加盐、鸡粉，炒匀调味，放入炸好的核桃仁，炒至入味即可。

功效：韭菜能润肺强肾，防止视力衰退。

— 彩椒 —

水果拌饭

原料：粳米150克，草莓、猕猴桃、香蕉、芒果各适量。

做法：

1. 粳米用水淘洗干净；草莓去蒂，洗净切丁；猕猴桃、香蕉、芒果均去皮，切丁。

2. 锅内注入适量清水，倒入粳米烧开。

3. 煮至七成熟时，放入水果丁，煮熟拌匀即可。

功效：这些水果都富含各种维生素，有明目、缓解视疲劳的作用。

— 粳米 —

— 草莓 —

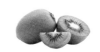

— 猕猴桃 —

虾仁炒油菜

原料：油菜200克，鲜虾仁50克，姜末、蒜末、葱段各5克，盐少许，料酒、水淀粉、食用油各适量。

做法：

1. 油菜切成小瓣；虾仁背部划一刀。

2. 虾仁放入盐、料酒、水淀粉，腌渍5分钟。

3. 用油起锅，爆香姜末、蒜末、葱段，放入虾仁、油菜，炒约2分钟。

4. 加入盐、水淀粉，炒匀调味，关火后盛出菜肴，摆盘即可。

功效：虾富含磷、钙等营养元素，对儿童视力有补益功效。

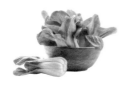

— 油菜 —

— 虾仁 —

牡蛎肉炒韭黄

原料：牡蛎肉400克，韭黄200克，彩椒50克，姜片、蒜末各少许，料酒、鸡粉、盐、生粉、生抽各适量。

 做法：

1. 韭黄切段，彩椒切条；牡蛎肉装碗，加料酒、鸡粉、盐、生粉，搅拌均匀。

2. 锅中注水烧开，倒入牡蛎，略煮片刻，捞出。

3. 热锅注油烧热，爆香姜片、蒜末，倒入牡蛎，淋入生抽、料酒提味。

4. 放入彩椒、韭黄，炒匀，加入鸡粉、盐，炒匀调味，盛出炒好的菜肴，装入盘中即可。

功效：牡蛎有安神、明目的功效，韭黄可以益肝健胃。

—— 牡蛎肉 ——

—— 韭黄 ——

—— 彩椒 ——

淮山鳝鱼汤

原料：鳝鱼150克，淮山40克，巴戟天10克，黄芪10克，枸杞10克，姜片、盐、鸡粉各少许，料酒适量。

 做法：

1. 鳝鱼洗净切段，氽煮至变色，捞出，沥干水分。

2. 砂锅注水烧开，放入姜片、枸杞、淮山、黄芪、巴戟天、鳝鱼段、料酒，拌匀，煮至食材熟透。

3. 放入盐、鸡粉，拌匀调味，把煮好的鳝鱼汤盛出，装碗即可。

功效：本品可以增进视力，预防夜盲症和视力减退。

—— 鳝鱼 ——

—— 淮山 ——

—— 巴戟天 ——

西蓝花炒草菇

原料：草菇100克，西蓝花200克，胡萝卜片适量，姜末、蒜末、葱段各少许，料酒、蚝油、水淀粉、食用油、盐、鸡粉各适量。

做法：

1. 洗净的草菇切小块；洗好的西蓝花切小朵。

2. 锅中注水烧开，加入食用油，倒入西蓝花，焯断生后捞出；倒入草菇，煮半分钟，捞出。

3. 油爆胡萝卜片、姜末、蒜末、葱段，倒入草菇炒匀。

4. 淋入料酒，翻炒片刻，加蚝油、盐、鸡粉调味，淋入清水，炒匀，倒入水淀粉，快速翻炒均匀。

5. 将焯好的西蓝花摆入盘中，盛入炒好的草菇即可。

功效：西蓝花含有维生素A、维生素B$_1$和胡萝卜素等，有助于保护视力。

— 草菇 —

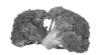
— 西兰花 —

— 胡萝卜 —

核桃莴笋黑豆浆

原料：莴笋70克，核桃仁35克，水发黑豆60克。

做法：

1. 洗净去皮的莴笋切成滚刀块。

2. 把莴笋、核桃仁、黑豆倒入豆浆机中，注入清水后开始打浆，约15分钟后即成豆浆。

3. 把豆浆倒入滤网，滤取豆浆，倒入杯中即可。

功效：本品能润泽肌肤，保健大脑，提高视力。

— 莴笋 —

— 核桃仁 —

葱油油菜

原料：油菜250克，红椒15克，姜丝、葱段、盐各少许，食用油适量。

做法：

1.将洗净的红椒切开，去籽，再切细丝；洗好的油菜切除根部，去除老叶。

2.锅中注入适量清水烧开，加入少许食用油、盐，倒入切好的油菜，搅散，焯煮约1分钟至断生为止，捞出，沥干水分，待用。

3.用油起锅，放入葱段、姜丝，爆香，再倒入红椒丝，炒匀炒透，淋在油菜上即可食用。

功效：本品富含维生素B_1、蛋白质等营养素，具有保护视力、增进食欲、促进排便等作用。

— 油菜 — — 红彩椒 —

韭菜火腿蛋卷

原料：韭菜45克，鸡蛋2个，火腿20克，玉米淀粉、盐各少许，食用油适量。

— 韭菜 —

做法：

1.洗净的韭菜切碎；火腿切成末。

2.鸡蛋打入碗中，加韭菜、火腿、玉米淀粉、盐、水，拌匀。

— 鸡蛋 —

3.用油起锅，放入鸡蛋液，摊成饼状，煎至两面微黄熟软，卷起，盛出放凉，切成小段即可。

功效：韭菜富含粗纤维质、β-胡萝卜素、维生素B_2等营养成分，以及钾、钙、镁、铁、锌、铜、锰等营养元素，对视力提升有很大的帮助。

— 火腿 —

空心菜牛肉粥

原料：白米饭50克，空心菜50克，牛肉丝45克，高汤200毫升。

做法：

1. 空心菜洗净，放入滚水中焯烫，捞起切碎。

2. 牛肉丝洗净，放滚水中余烫，放入料理机打碎。

3. 将空心菜碎、牛肉碎、白米饭与高汤放入锅内，一起炖煮 8 ～ 10 分钟即可。

功效：本品中的空心菜富含膳食纤维，可促进肠胃蠕动，其中丰富的维生素B$_2$还可保护视力的健康。

— 空心菜 —

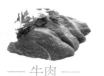
— 牛肉 —

荠菜炒蛋

原料：荠菜200克，鸡蛋2个，盐、味精各少许，食用油适量。

做法：

1. 荠菜洗净切碎；鸡蛋打入碗中，加入盐、味精、食用油等，搅拌均匀。

2. 热锅凉油，倒入鸡蛋液，煎至两面金黄。

3. 加入荠菜，翻炒均匀，炒至荠菜变软即可。

功效：本品含有丰富的叶绿素、胡萝卜素、钙、铁、锌等营养物质，能提供很高的营养价值，对保护视力也有不错的作用。

— 荠菜 —

— 鸡蛋 —

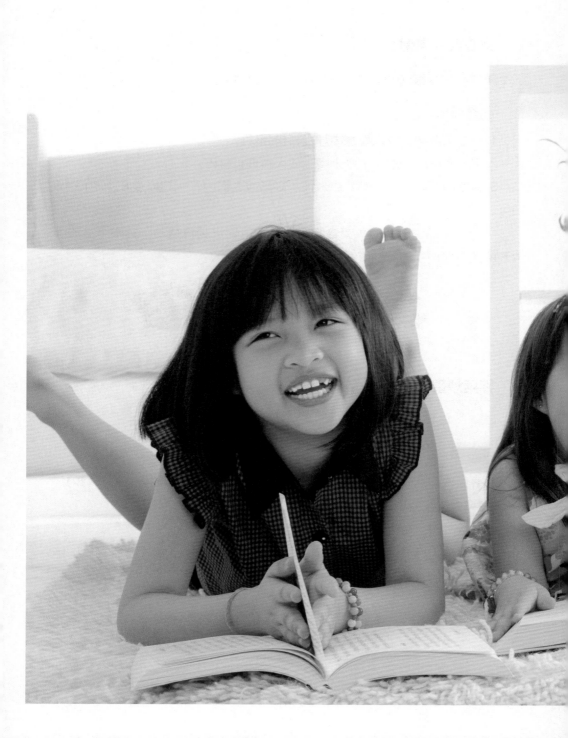

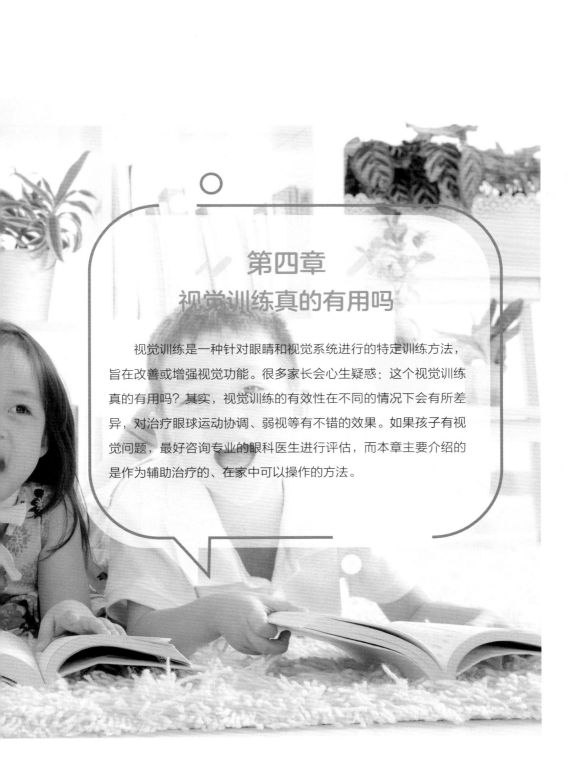

第四章
视觉训练真的有用吗

视觉训练是一种针对眼睛和视觉系统进行的特定训练方法，旨在改善或增强视觉功能。很多家长会心生疑惑：这个视觉训练真的有用吗？其实，视觉训练的有效性在不同的情况下会有所差异，对治疗眼球运动协调、弱视等有不错的效果。如果孩子有视觉问题，最好咨询专业的眼科医生进行评估，而本章主要介绍的是作为辅助治疗的、在家中可以操作的方法。

什么是视觉训练

视觉训练是指利用光学或物理学等方法，针对眼睛和大脑的训练方式，可以训练双眼的调节功能、集合功能、眼球运动功能以及两者的协调性，从而提高双眼视觉系统的应用能力。

"眼睛是心灵的窗户"，正是透过它们，我们才得以了解这个世界。视觉训练可以说是对眼睛的一种人为保护与干预，利用外界刺激训练大脑和眼睛之间的关系，从而实现改善视功能的目的。

视觉训练的作用

帮助挖掘眼睛的潜力

视觉训练可以通过适当训练，充分挖掘孩子眼睛自身的潜在能力，促使视觉细胞和感觉功能完善发展，加强大脑细胞的发育。

改善假性近视

视觉训练的目的是促进眼球运动，可以明显地改善青少年的假性近视和控制近视度数的加深，对提高视力、增进视觉技巧、开发视觉潜能、改进视觉功能等有较好的效果。

科学的视觉训练能够训练大脑和双眼的协调性，增加眼睛调节幅度和调节灵敏度，可以有效改善视疲劳、眼球运动障碍、阅读障碍等双眼视觉疾病，消除视功能异常对近视增长的影响，对近视加深有一定的延缓作用。

但要注意的是，视觉训练训练的是视功能，对假性近视有改善效果，但不能治疗真性近视。

提高弱视视力

科学的视觉训练通过特定的视觉刺激和视觉学习，能够增强孩子眼睛视网膜细胞对光的敏感性和反应能力，激活视觉信号通路，矫正和改善大脑神经系统的信号加工处理能力，辅以手眼协调运动，能加速视觉神经冲动的传导速度，从而显著提高弱视视力。

对于患有弱视的孩子，视功能训练是一项必不可少的治疗方法，可以在短期内迅速地提高视力，提高或恢复眼睛的视觉功能。长期坚持可以巩固弱视治疗，逐渐恢复患者的双眼视觉。

辅助矫正斜视

严重的斜视可以通过手术来治疗，传统的手术治疗可以矫正眼球位置，改善外观，但恢复正常的双眼协调与视觉功能并不是一蹴而就的，这就需要在康复期进行视觉训练来辅助康复。

通过针对性的视觉训练，能提升眼球协调能力，增强双眼之间的配合，使视觉系统得到全面发展。

改善视疲劳

对于视力健康的青少年，视功能训练可以有效训练睫状肌的力量、速度、幅度，增加肌肉力量，以便更好地聚焦，更不易出现视疲劳，预防近视发生。

视觉训练的适应证

- 频繁使用电子产品的人群，容易视疲劳者。

- 有视物模糊、视物后头痛、眼睛累、复视、近距离阅读模糊或疲劳等症状者。

- 长期近距离学习后，或紧张时，出现视力模糊、头痛、复视等症状者。

- 阅读或写作业后出现头疼、眼累，同时有视物模糊、不想继续学习的症状的人群。

- 已经出现近视症状者。

- 近视度数增长快者。

- 由近到远或由远到近变化时，眼睛需要一会儿才能缓慢地看清物体，出现视物不适及有效视力的降低的人群。

- 两眼不能同时注视目标，有复视、单眼视功能丧失、立体视觉差等症状的斜视患者。

- 经散瞳后确定假性近视者。通过视觉训练可以缓解睫状肌痉挛状态，配合科学的用眼习惯，假性近视有可能恢复正常的人群。

了解视觉训练的项目

主要分类

视觉训练的项目基本有以下分类：

弱视训练　侧重提高弱视眼的视敏度，包括注视训练、视敏度提高训练、脱抑制训练等。

功能性眼球运动训练　侧重提高眼的追随、扫视、注视等功能性眼运动能力。

调节训练　侧重提高调节功能，如调节灵敏度训练、调节能力训练、调节反应训练等。

融像训练　主要针对集合功能异常、融像障碍、特殊类型的斜视等。

混合训练　视觉训练的项目并不是完全单一使用的，各种训练内容、方法根据患者不同情况可以相互混用。比如弱视视敏度达到一定程度，可以增加一些融像训练，调节训练，提高双眼视觉平衡；调节训练过程中附加融像训练以及眼球运动训练，可以改善调节和集合联动的关系和功能。

家庭视觉训练方法

科学的视觉训练需要在专业医生的指导下进行，但家庭视功能训练也可以维持和巩固训练效果，改善视疲劳。

进行家庭视功能训练前，应前往正规眼科机构接受眼部检查，由专业视光医生提供个性化训练方案，在医生指导下完成家庭的科学训练。

贝茨视觉训练法

贝茨视觉训练法是由美国眼科医生贝茨于1885年发明的，是使视力器官通过训练不断调整自身机制，从而纠正和改善视力问题的方法，主要适用于假性近视。

贝茨视觉训练法主要是通过松弛、光照、运动和想象来完成的，非常适合家庭训练。每天坚持练习1次，可有效改善假性近视。需要注意的是，阴天或下雨时应暂停练习。

操作指南

- 选择一个阳光明媚的晴天，坐在户外，或者室内面向阳光的地方，面对阳光，微闭双眼，放松眼皮。缓慢地进行深呼吸，放松全身肌肉，尽情体验阳光的温暖和舒适。

- 缓慢地按照上下—左右—顺时针—逆时针的方向转动自己的头部。

- 停止转动头部，继续沐浴阳光，放松眼皮和全身的肌肉。

- 想象自己正在注视着远方的某个目标，并不断变换这个目标的方向和距离，想象自己看得很清晰、很轻松。

- 想象自己正与朋友一起旅游，清晰地看着沿途的各种景色和物体，心情愉悦。

- 缓缓地睁开双眼，站起来，活动一下四肢和身体的各个部位，放松全身肌肉。
- 缓慢地进行若干次深呼吸，配合睁开—闭上眼睛若干次。
- 用双手轻轻地按摩自己的脸颊、眼皮、颈部和双肩，进一步改善血液微循环，让整个身心放松下来。

双面镜

该方法需要用到专业的双面镜和视力卡工具。

双面镜又称翻转拍、蝴蝶拍，是由度数相等的正负两对球镜组成，用于改善眼部的调节灵活度，是家庭常见的视功能基础训练法。每天练习1～2次，每次10～15分钟，每周2～3天。

操作指南

- 将视力卡放在距离眼前40厘米处，双面镜正镜片一侧贴近眼前置于鼻梁处，按照视力卡1～40号的顺序，正负镜片交替读出每个方格里的字母。要求每翻转一次双面镜，读出方格里的字母，1分钟内读完。
- 要求必须看清视力卡上的视标后再翻转到双面镜的另一侧。
- 单眼进行练习4分钟后计时1分钟，自己记录读出的周期，正常值是单眼11周期每分钟。
- 最佳的状态是尽可能快地跟随双面镜的翻转，始终保持视力的清晰，单眼和双眼都要训练。

字母表

该方法需要用到专业的字母表。

字母表又称为晶体操表，用于提高调节幅度、改善调节力，学会跟踪不断移近的物体，并保持双眼同时注视近距离目标。适合由近到远容易出现视力模糊、看远聚焦不准确、注意力不集中者。

操作指南

- 屈光度数不正者首先进行屈光矫正，将两张大表距离训练者3～5米远，与训练者视线保持平行，手持与大表对应的小表，放在眼前40厘米处。

- 遮盖左眼，右眼注视小表第一行，保持清晰，依次读出每个字母；边读边将小表移近，直到模糊；大约移远2.5厘米至清晰，保持这个距离，交替注视并读出大小表第二行的每一个字母。

- 读第三行时，将小表重新移回40厘米处，重复上述动作，直至读完十行。分别进行单眼和双眼训练。

- 训练初期若视功能较差，可用引导棒辅助训练；若在看远、看近交替时看不清楚字母，可以多眨几次眼或移动距离；看小表时感觉眼睛是紧张的状态，看大表时感觉眼睛是放松的状态。

远眺法

即看远方来放松调节眼部的方法，操作很简单。眼睛在看远处时，睫状肌处于放松的状态，不会给眼肌造成压力，有利于正常视力的恢复。

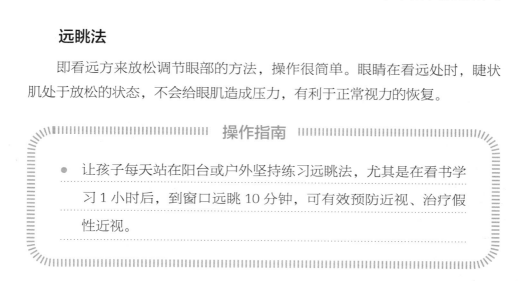

操作指南

- 让孩子每天站在阳台或户外坚持练习远眺法，尤其是在看书学习 1 小时后，到窗口远眺 10 分钟，可有效预防近视、治疗假性近视。

雾视法

让孩子戴上一定度数的凸球镜片，看向远处，好像在云雾里的感觉，可以让眼睛放松调节。分为远雾视法和近雾视法。

 远雾视法 　每天戴+300度眼镜看5米外远处，每次半小时，每2周为1疗程，视力正常后停止。

 近雾视法 　每天看书用+100度或+150度的眼镜，减少看近时的过度调节。

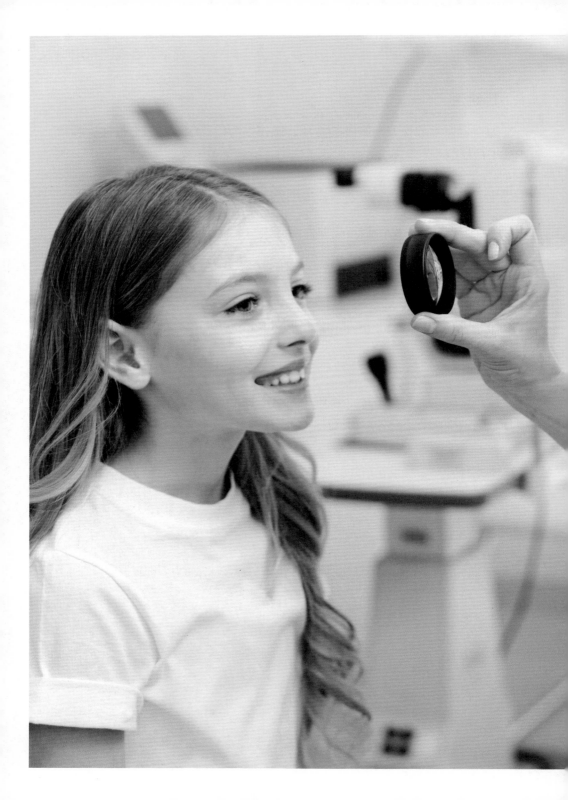

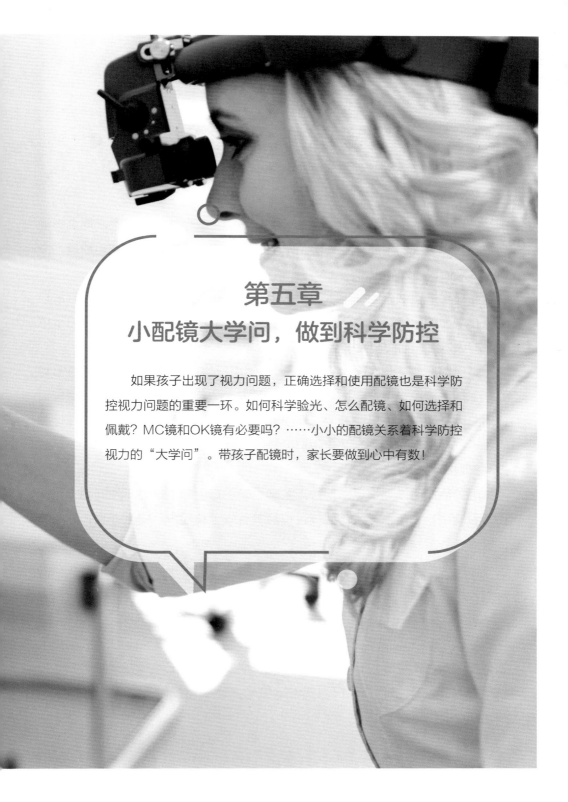

第五章
小配镜大学问，做到科学防控

如果孩子出现了视力问题，正确选择和使用配镜也是科学防控视力问题的重要一环。如何科学验光、怎么配镜、如何选择和佩戴？MC镜和OK镜有必要吗？……小小的配镜关系着科学防控视力的"大学问"。带孩子配镜时，家长要做到心中有数！

认识配镜治疗方法

如果我们的眼睛发生了近视、远视、弱视、散光等眼部疾病，均会影响到视力，导致视物不清晰，无法正常生活、学习和工作，这就需要通过光学矫正法来使视力恢复正常。

而光学矫正法分为非手术法和手术法。手术法就是通过用手术的方法达到矫正视力的目的，但由于风险高，学龄期的近视儿童很少使用，多见于成人。非手术法包括使用配镜和各种接触镜。

基于眼睛视力的不确定和不稳定，使用框架眼镜是学龄期儿童最常见的，包括普通单光框架眼镜、双焦框架眼镜、渐变多焦框架眼镜以及特殊设计的防近视眼框架眼镜、消像差框架眼镜等。各种接触镜主要包括软性接触镜、透气性硬性接触镜以及角膜塑形镜等。我们通常说的"配镜治疗"一般指框架眼镜。

配镜治疗可以立竿见影地矫正各类屈光不正引起的视力不佳问题，帮助孩子看清事物，便于学习。配镜过程简单有效、花钱少、安全性高，没有不良反应。

但配镜治疗不能治愈视力问题，也不能让度数不再加深，只能矫正提高视力，或者延缓视力加重。佩戴合适的眼镜后，不能只寄希望于眼镜控制度数，更多在于改变孩子不良的用眼习惯，否则近视还会持续加重。

家长给孩子配眼镜，尽量选择到眼科医院或科室找专业的医生进行配镜，配镜前一定要经过正规的医学验光。很多人觉得配镜只要经过电脑验光就行了，实际上配镜不仅仅需要电脑验光，还需要经过散瞳验光，科学试戴，以及医生综合考量。

为什么要散瞳验光

什么是散瞳验光

学龄期的儿童如果近视了，进行散瞳验光好不好？会不会有什么不良反应？现在就给大家解答诸如此类的疑惑。

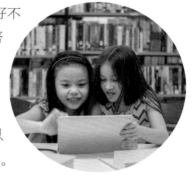

散瞳验光就是指使用一些药物让眼睛的睫状肌处于完全麻痹状态，放松眼调节，在失去调节的情况下进行视网膜检影或电脑验光，可以更客观、真实地检测出眼睛的屈光状态及屈光度。

为什么配镜前建议散瞳验光

可辨别假性近视与真性近视

儿童的眼睛调节能力通常较强，眼睛的自主调节可使晶状体变凸，屈光力增强，容易形成调节紧张的假性近视。

如果不进行散瞳验光，则难以准确区分孩子的近视是假性近视还是真性近视，也会影响验光结果的准确性，使配镜度数产生误差，导致远视度数过低或近视度数过高。如果眼睛存在散光，散瞳后验光度数和散光轴的位置也能检查得更准确。

可增加验光度数的准确性

我们眼睛的调节源于睫状肌收缩，跟成人相比，孩子的睫状肌力量较强，尤其是10岁以下的孩子，远视眼孩子睫状肌的调节作用就更强了。

如果不散瞳验光，除了难以排除假性近视，验出来的度数也偏高。散瞳后就能去掉因调节作用造成的假性度数，减少配镜误差。

利于眼部其他检查

散瞳验光可以使隐性的远视屈光变成显性，提高远视眼的诊断率。散瞳后瞳孔被放大了，还有利于眼底黄斑区的屈光检查。

散瞳验光有没有不良反应

散瞳验光是不会对孩子的眼睛造成伤害的，但散瞳期间会出现一些不适反应。散瞳后到瞳孔恢复期间，由于调节消失，孩子能看清远物，但看不清近物，这是正常现象。

哪些情况需要散瞳验光

- 第一次配镜的儿童必须散瞳验光后配镜，排除假性近视。
- 远视眼的儿童配镜也需要散瞳后验光，要排除隐性远视、弱视和斜视情况。
- 如果进行屈光手术，需要散瞳验光，再进行主觉验光，以确保检查结果更准确。
- 如果屈光不正情况比较复杂，比如高度近视或远视、高度散光、混合散光等，也需进行散瞳验光。

需要注意的是，如果患有闭角型青光眼，则不能做散瞳验光。散瞳后会使前房更浅，加重房角的狭窄，使房水通道受阻，可能引起眼压升高。因为闭角型青光眼患者比正常人的前房浅、前角狭窄，可以用雾视法验光，缓解眼睛睫状肌的紧张状态，使眼睛的过度调节得到放松。

散瞳验光的两种方法

散瞳验光需要用到散瞳药物，根据药物不同可分为快散和慢散。

快散

快散采用的是快散药，主要成分为托吡卡胺，常用的有托吡卡胺滴眼液、后马托品凝胶等。适用于12岁以上的近视及15岁以上的远视。具体过程为：由医生给患儿分4次点用，每次间隔5分钟，4次点完休息20分钟后，进行初查。8～10小时后，瞳孔可以缩小复原。第2天复查后就可以配镜了。

快散药的特点是散瞳后起效快、过程短，对学习、生活干扰少。但快散法不能完全麻痹睫状肌，不适合调节力强的12岁以下孩子。

慢散

慢散的常用药是1％阿托品眼药水或眼膏，需要连用3天后进行初查。操作过程为：由家长给孩子点用，每天点3次，连用3天后做初查。散瞳21天后，瞳孔逐渐复原做复查。复查后，可得到配镜的具体验光度数。

慢散药的特点是起效慢，持续时间长，可充分麻痹睫状肌，检查结果准确性高，主要用于12岁以下的近视、15岁以下的远视。慢散验光需要更长的时间恢复，不适合上学期间使用，建议在假期进行。

"快散药"与"慢散药"的区别主要体现在起效快慢、作用时间长短、麻痹睫状肌力量大小等方面，都不会对眼睛造成伤害，医生会根据儿童的具体情况确定散瞳方式。

散瞳验光的注意事项

- 散瞳期间要避免强光刺激，尤其要避免强烈的太阳光刺激，出门时应注意使用遮阳帽或墨镜。

- 散瞳后，由于睫状肌麻痹、调节松弛、瞳孔药物性变大，可能会出现视近物轻度模糊、畏光等症状。药物作用消失后，瞳孔的大小和睫状肌的调节力均会自动恢复，对眼睛本身没有任何伤害。

- 散瞳期间会有视近物模糊现象，对于年龄小的孩子，家长要时刻注意看护。未完全恢复时，适当减少孩子的户外活动时间。

- 散瞳期间不要近距离用眼，否则睫状肌得不到充分放松，会影响验光度数。即使完全恢复后，短期内也应合理安排孩子的学习时间，尽量让眼睛多休息，减少近距离用眼。

- 散瞳后一定要复光。散瞳当天的屈光检查度数不能用于配眼镜，应等瞳孔复原后复光，这个检查结果才能用于配镜。

- 如果孩子患有青光眼或有青光眼家族史，一定要告知医生，因为散瞳药物具有诱发青光眼的潜在危险。

- 散瞳验光需要时间恢复，如果上学期间急需配镜，适宜使用快散的方式，可选在周六下午进行；如果不急于配镜，可选择慢散，选择假期的合适时间就行。

- 散瞳药可以通过鼻泪管被鼻黏膜吸收，容易产生阿托品类中毒反应，如口干、脸红、全身发热、瞳孔散大、畏光等。点药时，可以用棉球压在孩子眼睛内眼角处，以防药水进入鼻泪管。

及时区分真假性近视

对于学龄期的儿童来说，存在假性近视的情况不少，初次配镜的16岁以下的屈光不正者必须做散瞳验光，进行精确的医学验光，才能获得准确的度数。

通过散瞳验光，可以区别是真性近视还是假性近视。散瞳前查出度数，但散瞳后睫状肌调节作用消失，如果验光后屈光度数消失，这就是假性近视；散瞳后，仍然存在近视度数的，就是真性近视了。

如果假性近视没有及时发现，失去了治疗机会，配镜后可能就会把假性近视"固化"成真性近视。如果是真假混合性近视，假性近视度数高，真性近视度数较低，也会因度数较高，容易引起视疲劳、头痛，加重度数。

有青光眼家族史或房角窄、前房浅的孩子，不建议用散瞳验光法查，但使用雾视法同样可以区分出真假近视。

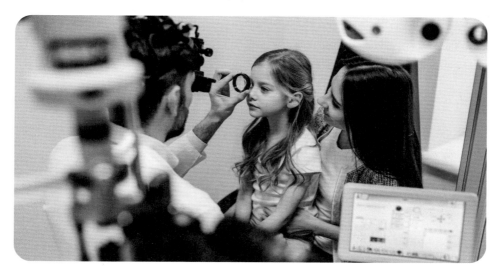

什么是雾视法验光

　　雾视法是验光的重要方法之一，也称为云雾测量法、云雾试验、云雾法。

　　具体方法是：在患者眼前放上一个高度数凸透镜，使眼睛睫状肌松弛，失去调节能力，造成眼睛暂时性近视，视远不清，然后再用镜片测定屈光不正度数。雾视后，取掉雾视镜片，马上查视力，如果视力恢复正常，近视屈光度消失了，即为假性近视；如果视力比雾视前提高了，但达不到1.0，则表示近视屈光度降低了，就是真性近视和假性近视的混合性近视；如果视力不变或下降，屈光度不变，则为真性近视。

　　雾视法使眼睛看远不清楚，但可以看到物体的大致情况，如同处于大雾之中，故称雾视法，其原理也是利用眼睛调节力低下。但拿掉雾视片后，已放松的眼睛调节易于出现反弹，如果检查方法掌握不当，结果容易有误差。因此，该方法虽然比普通验光法要准，但不如散瞳法准确性高。

　　对于有青光眼家族史，或者前房浅而不宜散瞳验光的孩子，就可以选择用雾视法验光。如果怀疑孩子是假性近视时，只要眼睛情况允许，优先选择散瞳验光，准确度更可靠。

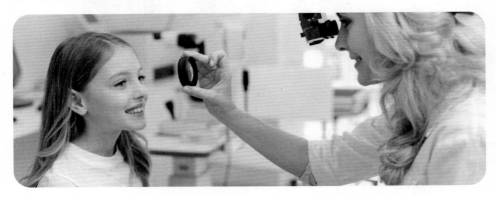

验光时的注意事项

带孩子去验光也有注意事项，准备验光之前要避免熬夜，避开眼部严重感染期，保证眼睛处于良好状态。

验光前过度熬夜，可能会导致眼部疲劳，影响验光的结果。

注意选好时间，尽量周末或假期上午去。

眼部生病期间尽量不验光，如果眼部出现严重感染情况，也不要去验光。

如何选择镜架和镜片

散瞳验光得知准确度数后，等到配镜时，要尽量全面地向医生或配镜机构介绍孩子的配镜需求，提前说明眼镜使用的场合和频率，以及对矫正视力的期望值。

不同种类的镜片、镜架有不同的特点，要考虑好性价比，选择适合自己孩子的，不能随意凑合。那么如何选择镜架和镜片呢？

眼镜架

眼镜架按材质分，主要分为树脂架、金属架和混合架等；按款式分，又分为全框架、半框架和无框架。

树脂镜架

树脂镜架就是塑料架，国产塑料架的主流有醋酸纤维架等，价格从几十元到几百元不等。

价格比金属架低很多，重量轻、款式多、颜色鲜艳、弹性好。板材架韧性、着色度和价格又高于注塑架。

除了重量轻，还不易过敏，很适合儿童、老人佩戴，也是太阳眼镜或装饰镜的优先选择。

金属镜架

因材料不同，价格差异很大，主要有镍合金架和钛金属架。特点是坚固、轻巧、美观，款式新颖，品种繁多，选择空间大。

镍铬镜架耐用，价位和款式选择范围较广，但镜架表面的镀膜层容易褪色，分量重。

钛金属镜架材料较好，纯钛架呈银白色，重量轻，弹性好，不易过敏，不褪色，但断裂后不易黏结。钛合金架断裂后还可粘接，颜色多，价格比纯钛架低。

金属镜架基本带有鼻托，而且可以活动，以便适应各种鼻形。镜脚末端也会套上塑料套，可以起到保护镜脚和皮肤的作用。

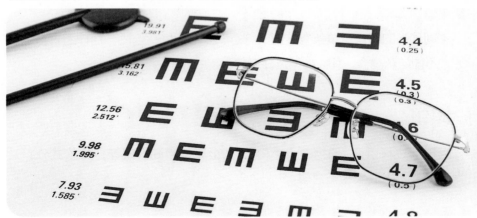

混合材料架

材质多由金属、塑料混合制成。有的是将塑料包以金属，有的则在镜架的不同部分使用不同的材料，比如前框是塑料，镜脚是金属；前框是金属，镜脚为塑料。

特点是造型精巧，给人以典雅之感，因外层塑料紧密接触内层金属材料，故增加了镜架的强度。

全框架

全框架有完整的镜圈包裹镜片，适合各种屈光参数的镜片。特点是牢固、易于定型，可以遮掩部分镜片厚度。适合儿童佩戴，但分量较重。

半框架

半框架用一条很细的尼龙丝做部分框缘，重量相对同等材质的全框架要轻一些，但要求镜片度数不能低于3.00D，否则镜片底部无法开槽。

半框也分上半框跟下半框。因为少了半框，视野较开阔，重量也较轻，清理简单，但裸露的半框镜片部分比较危险。半框镜架整体看上去比较斯文。

无框架

无框架只有鼻支架和镜腿，比较轻巧，由于要在镜片上直接打孔，所以对镜片的厚度也有要求，一般只适于2.00 ～ 5.00D 的镜片。

一体化的镜架外观看上去非常和谐，很显气质。度数较轻的情况下，重量能够大幅减轻。但当度数较高的情况下，镜片边缘会比较厚，反而会加大重量。度数较高又想体验无框的感觉，可以选择高折射率的镜片。

学龄期儿童选镜架指南

科学验光是视力矫正的基础，镜片承担了近视防控的重要作用，但适宜的镜架是这一切的载体。学龄期的儿童有其特点，选择镜架的原则要遵循

"安全、舒适、稳固"。

安全

学龄期的儿童鼻梁大多数比较低，镜架应选鼻托高的，或选鼻托可调的活托架。如果镜架鼻托低，戴上眼镜后镜框会贴在面部，影响视力。金属架的鼻托易引起过敏及压迫鼻骨。如果金属架的鼻托调整得不准确，其压迫鼻骨的现象就更严重。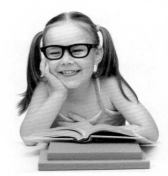

儿童活动范围很广，尽量不要选择会产生阴影及视线死角的镜框，也要避免太大的镜框，保证足够的视野范围。

儿童容易过敏，镜架使用的材料要特别注意，尽量避免容易引起过敏等的材料。

舒适

如想佩戴舒适，选镜架时要看宽度、大小、镜腿、鼻托、重量是否合适。

试戴镜框时要注意两边的宽度和头两侧的宽度相近。如果太窄，耳朵两边会被夹得太紧；如果太宽，两边的镜腿没有力量，容易滑落。

镜框形状大小也要选合适的，特别是有高度散光、近视、远视的儿童。如果镜架太大，佩戴者的双眼离开了镜片光学中心，会造成视物不清、眼睛胀痛、头晕头痛等不适；太小的话会使镜腿压迫颞侧，不仅达不到配镜的功能，戴着也不舒服。眼镜镜腿戴在脸上超过耳朵2厘米左右，这样刚好可以架得住眼镜。

还需要考虑镜架的重量，尽量选择轻的，适用于儿童的低鼻梁。重量轻的眼镜对鼻骨压迫小，不会影响儿童鼻骨发育。一些年龄小的儿童还需要佩戴挂耳的镜架。

稳固

这个年龄段的儿童大多活泼好动，平日里对眼镜的摘戴和摆放也很随意，不小心压住眼镜或摔到地上都是常有的事，所以，镜架材质一定要结实耐用、防断裂。如果镜框易下滑，也会影响使用。

除了结实耐用、防断裂，还要质地轻盈、柔软，不易划伤面部。金属架容易歪扭变形，影响外观和使用效果；而塑料架则不易损伤。

综合而言，儿童适合较轻的全框塑料架，不适合戴金属架。佩戴的镜架应当能使佩戴者的瞳孔中心与镜片的光学中心相吻合，这样才能起到良好的矫正作用。

除了以上原则之外，选择眼镜时要尊重孩子的意愿，尤其色彩的选择。一般学龄期儿童的眼镜架式样及花色较多，只有孩子喜欢才会更好地配合戴镜。

镜片

镜片按材质主要分为玻璃镜片和树脂镜片两种。

玻璃是最早用作眼镜片的材料，具有稳定的折射率和耐磨的特性。优点是透光率高、折射率高、清晰度高、耐磨损、光学性能好、价格较低，但较重、易碎，存在安全隐患，因此不建议儿童配玻璃镜片。

树脂镜片是一种化学合成的镜片。优点是重量轻、抗冲击力量强、不易碎、佩戴舒适，缺点是不耐磨损、易变形、价格相对较高。适合轻度近视的儿童使用。但如果在使用过程中磨损划伤，磨花的镜片会影响视物清晰度，需要及时更换新的镜片。

学龄期儿童选镜片指南

镜片价格越贵越好吗

通常情况下，同品牌同系列的镜片折射率越高，镜片越薄，价格也越高。如果希望镜片又轻又薄，镜片的价格也会相应上涨。镜片的折射率越高，阿贝数越低，并不代表清晰度越高。

优先选择树脂镜片

考虑到儿童好动、安全意识比较差，也不善于保护眼镜，建议家长还是给孩子优先选择树脂镜片。想要更好的效果，还可以在此基础上加硬膜、抗辐射膜、反射膜等辅助材料，以增加其耐磨损、防辐射、防紫外线的功能。

同等度数的树脂片要厚于玻璃片，选择树脂片的同时也要考虑镜架的匹配。

换镜架用旧镜片好吗

由于儿童的好动，有时候刚配镜没多久就可能发生原镜架破损变形的情况，但是旧镜片是完好的，还可以使用吗？

学龄期的儿童屈光度不太稳定，很容易变化，还是根据再次验光结果来选择比较好。如果屈光度稳定，原镜片未磨损，那么在医生建议下考虑是否继续使用。而且旧镜片在二次加工的过程中，可能出现瞳距、瞳高误差及散光轴位的变化，影响视力的矫正。如果要保留原来的镜片，建议换原来的同款镜架，镜片和镜架要适配。

对于已有明显度数变化的儿童，就不能继续用旧镜片了。

镜片什么时候需要更换

当孩子验光结果有明显变化、瞳距有明显变化、眼镜配件损坏变形，以及镜片出现明显磨损、膜层脱落、老化等情况时，需考虑更换镜片或眼镜。

16岁以下的远视眼，每半年要重新验光更换镜片。因孩子的远视度数会随身体的发育而逐渐下降，如果不及时更换，会造成矫正过度的人工近视。

到正规医院或机构配镜

镜片若想达到矫正视力的需求，还需充分满足光学要求。加工时，镜片光学中心必须与瞳孔中心一致，否则镜片出现三棱镜效应，会干扰视觉功能，戴镜后会出现头晕、目眩、视物变形、眼睛酸胀、易疲劳等。

正确佩戴眼镜

试戴要正确

配镜前，验光师都会让孩子戴上试镜架以确定所验度数是否合适，需不需要重新调整。孩子年龄太小或不懂如何试戴时，家长要积极引导。

首先，孩子试戴时不要心急，试戴的时间以10~30分钟为宜，要充分地感受配镜度数是否适合舒服。有的刚开始可能不舒服，戴一会儿就适应了；有的刚开始可能没什么，戴久了眼睛发胀、头晕、疲劳，家长要多询问孩子的感受。

试戴时让孩子多走动看看，观察一下近处或远处，看视物是否清晰，走动时会不会头晕。

新眼镜需要适应期

孩子第一次戴眼镜或更换新镜片时，均需要适应期，即使镜片度数没变，但更换了新的镜片，清晰度更高，视物也会有差异。

近视眼镜初戴时，可能会感觉东西缩小而不适应，出现头晕；散光眼镜初戴时会出现视物变形，走路时可能感觉地面高低不平，也会有头晕目眩的感觉。

通常一周后眼睛就能慢慢适应更清晰的镜像。如果一周以上仍觉得不舒服，及时到医院或机构检查。

儿童戴眼镜的注意事项

正确拿放眼镜

戴眼镜时，应该双手平取、平戴。单手取戴，镜架容易变形。放置眼镜时，应将镜片的凸面朝上，避免磨花镜片。长时间不使用或课间时，最好将其放入镜盒中。如果佩戴的是玻璃片，需要配硬型的镜盒。

要用眼镜布擦

儿童并不会像大人那样小心翼翼呵护眼镜，家长要多多引导提醒，镜片脏了，学会用镜布擦拭镜片，而不是随意用衣服、纸巾、手等擦拭，避免刮伤镜片。

如镜片很脏，家长可用稀释的洗洁精在眼镜片表面进行均匀涂抹，再用清水冲洗干净，放在阴凉通风的地方自然晾干，也可以用干净卫生纸敷在眼镜片上将水渍处理干净。

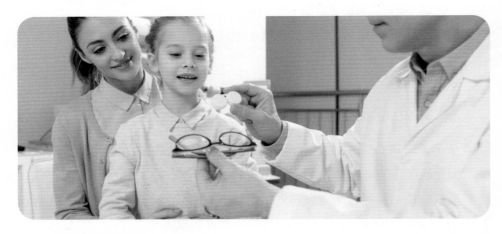

避免高温放置

不宜把眼镜放在暖气、火炉等高温区域，也不要戴着眼镜沐浴，高温会使眼镜变形并损伤镜片的光学性能。

经常检查孩子的眼镜

家长要经常检查孩子眼镜的各部件情况，如发现螺丝松动，应该及时将螺丝旋紧。如果镜片脏了，协助其擦拭干净；镜片磨损了，要及时更换。

剧烈活动时不宜佩戴

儿童的近视如果不严重，剧烈活动时要摘下眼镜，比如上体育课做跑步、打篮球、踢足球等剧烈运动时，以免眼镜在运动过程中破损，造成眼睛的意外伤害。

不要戴别人的眼镜

儿童出于好奇，可能会跟别人交换眼镜，家长一定要告诫孩子不能这么做。每个人的度数、瞳孔距离、镜架大小等都不同，儿童的眼睛调节能力又很强，如果戴别人的眼镜，时间长了可能会使眼睛受伤害。

定期验光

学龄期的儿童眼睛处在发育状态，屈光状态变化快，如果度数变了，镜片不合适，可能会加重近视，引起视疲劳。尽量定期做验光，建议每半年到医院验光一次，如果度数有变化，可以及时对眼镜进行调整。

眼镜如何防雾

为了让镜片具备良好的防雾效果，可以将30毫升甘油和10毫升肥皂液混合均匀后，加数滴松节油搅拌均匀，制成防雾水，涂在镜片上，再用眼镜布擦拭，能有效防雾3～4小时。如果希望防雾的持续时间更长，可以将香皂的皂体沾水，待表面柔软后，将其均匀地涂抹在眼镜片上，再用无屑的纸巾将镜片轻轻擦拭干净，防雾效果可以持续10小时左右。

正确佩戴眼镜不仅能提高视力，让孩子视物更清晰，还能控制近视，使眼镜度数保持在较低水平。让孩子学会护理眼镜，可以保证光学矫正功能，起到良好的改善视力的作用。

科学认识少儿近视控制眼镜

MC 眼镜

什么是 MC 眼镜

MC眼镜就是多焦点渐进眼镜，又称为"青少年近视控制片"，是另一种渐进片眼镜。

青少年近视或持续加深的原因是，眼球未发育完善，长时间近距离用眼，导致调节过度。眼睛看近物时与看远物时所需要的调节力不同，所以看近与看远实际需要不同的度数，普通的眼镜片不能满足这样的需求，而MC镜片在下方视近区加上低度数的凸透镜镜片（加上+1.50D），就能减少眼睛的调节，放松眼肌的紧张，减缓近视度数增加。

MC镜片采用高科技制作，外观和普通片一样，看不见不同光区的分界线，比双焦眼镜美观得多。一副镜片上从上至下有连续的焦点，从看远逐渐过渡到看中、看近时，是使用镜片上不同焦点、不同度数的光区来看清楚的。为了实现从一个聚焦区到下一个不同的聚焦区的逐渐过渡，镜片由大量不同的弯曲面组成，从中央到周边，屈光度逐渐变化。镜片上部矫正远视力，中部矫正中视力，下部矫正近视力。

MC 眼镜的适用人群

MC镜片适用于8~18岁青少年，屈光度+0.50D~-6.00D，散光小于-4.00D。

其价格比较贵，特别适于中高度近视的孩子使用。也可作为单纯外隐斜、单纯内隐斜等双眼视觉功能异常者的治疗镜。

目前市场上还有一些近视治疗镜，也是根据MC镜片的原理制作的。在平镜（无屈光度）的基础上，镜片下方+1.50D。看远的镜片上方没有度数，因此不用验光，这种近视治疗镜只适合正视眼的孩子。

如果孩子有屈光不正，戴上平镜的近视治疗镜，看近能减轻一些调节力，但上部没有度数，看中看远均不清楚，还得换戴上近视眼镜。因此，已经近视的孩子需要配有屈光度的MC眼镜。

适合青少年使用的MC镜片属于硬树脂镜片，比普通树脂镜片更轻薄，不易打碎，更安全。

MC 眼镜真的就能控制近视吗

其实，并不是近视的孩子戴了MC眼镜就"上保险"了。"戴上近视能治好""戴上近视就控制住了"，这些都是错误的信号。在辅助延缓近视方面，MC眼镜只能说比普通眼镜多一些高科技的功能，只是为戴镜者减轻了视近的调节力，缓解部分视疲劳，减少近视形成的一小部分因素，却不能消除近视形成的全部因素。

如果不注意用眼习惯，长期长时间近距离用眼，户外活动不足，仍有很多戴了MC眼镜的孩子的近视度数会持续增加。

因此，MC眼镜不是灵丹妙药，在减轻视疲劳、减少近视发展方面，作用是很有限的，家长不要过于依赖。

OK 镜

什么是 OK 镜

"OK镜"是"角膜塑形镜"的俗称，由硬性隐形眼镜发展而来，是一种无创塑形的新型视力矫正术。通过对角膜合理重塑形态，大幅度降低近视度数，可以暂时提高裸眼视力，矫正眼屈光不正。

OK 镜的原理

OK镜的原理是，采用角膜塑形术的物理方法来改变角膜的形态，从而暂时矫正眼屈光不正。

佩戴时将镜片贴附于角膜上，镜片与角膜外表面之间夹着一层分布不均的泪液，泪液的流体力学效应将角膜中央上皮细胞向中周部拉。同时，当配戴者闭眼和眨眼时，眼睑作用使得镜片中央对下方角膜施以一定的压力，这两种效应导致角膜中央曲率扁平，中央上皮层变薄，降低了眼球的屈光度，从而达到矫正近视的目的。

一般情况下，佩戴OK镜可以快速降低近视度数，效果显著、安全，不开刀，不破坏眼球的微结构，具有可逆性。停戴2周到一个月，角膜形态和厚度就能够恢复到原来水平，可随时调整设计方法和度数。

OK 镜的分类

按佩戴时间划分，OK镜分为日戴型和夜戴型，夜戴型的效果要好于日戴型。具体佩戴哪种需咨询专业医生的意见。

夜戴型

主要是在睡眠时佩戴，时间6~8小时。睡前用专用液清洗镜片后，将专用人工泪液滴入镜片内，再戴镜。次日清晨取下镜片清洗后，放入有专用液的镜盒内浸泡，以备第二晚用。夜戴型OK镜只需晚上戴镜，白天取下镜片后一般可以保持一天清晰的裸眼视力，比较适合孩子学习用。

但夜戴型OK镜对屈光度数有要求。对于部分较低度数（6.50D以下）的近视患者，初期佩戴一段时间后，可以减少佩戴频率，比如每两天佩戴一夜等，即可维持矫治效果。

屈光度数高于6.50D，但不超过8.00D的高度近视，顺规散光度数不超过1.25D，外眼无异常，角膜弧度、直径等参数均在正常适宜范围时，可以考虑采取夜戴的方法。

日戴型

白天要佩戴12～14小时，睡前再取下，用专用液清洗镜片后，放入有专用液的镜盒内浸泡，以备第二天用。

屈光度数8.00D以上的超高度近视，为保持相对稳定的视觉效果和为了安全起见，建议采取日戴方式，或以日戴为主的弹性佩戴方式。

OK 镜的适用人群

- 适用于近视伴或不伴规则散光患者，角膜曲率在 39.00~48.00D 之间。具体请咨询专业医师。

- 适用于有需求而无禁忌证的 8 岁以上佩戴者。

- 8 岁以下儿童禁用。

- 患有细菌性、真菌性、病毒性等活动性角膜感染，或其他眼前节急性、慢性炎症患者禁用。

- 不适于正在使用可能会导致干眼或影响视力及角膜曲率等药物的患者。

- 不适于角膜内皮细胞密度少于 2000 个 / 毫米^2 的患者。

- 不适于有眼部疾病患者。

- 不适于有不规则角膜散光、斜视者。

- 不适于眼干燥症患者。

佩戴OK镜一定要提前咨询专业医生，不能擅自使用。

佩戴 OK 镜的注意事项

佩戴OK镜对环境条件、卫生条件等方面的要求很高，因此使用时要注意以下事项。

 佩戴起来麻烦，在孩子初期佩戴时，家长要尽量协助，直到孩子熟练、正确地掌握佩戴方法。

 孩子初期操作时需家长协助。清洁要用专门的护理液，然后用手搓洗 30 秒以上，再用护理液冲洗干净。注意清洗的动作要轻柔，以免划伤、搓破镜片。清洁后的镜片要用消毒液进行消毒，再放到装有专用保存液的器皿中存放。

 佩戴时间长了以后，泪液中的蛋白质成分就容易黏附于镜片上。一般每 3 个月要进行一次除蛋白护理，以保持镜片清洁。

 用洗手液或香皂仔细清洗双手，以免手指上的细菌通过手指接触眼镜而进入眼部。

 对超过保存期的护理液、消毒液等要及时清理掉，不要继续使用。不要将不同品牌的药液混合使用，也不要重复使用药液。存放镜片的眼镜盒应每周用牙刷沾清洁剂刷洗死角，并进行消毒。放在干燥通风的地方，避免阳光直射。

 如果孩子佩戴出现眼红不适、发热、腹泻、呕吐等症状，要及时停戴，并去医院查明原因，对症处理。定期带孩子到医院复查，以及时发现问题，早做处理，避免产生不良后果。

OK 镜的保质期多久

如果孩子长期配戴OK镜，那么还要注意"保质期"。很多因素会影响其使用期限。

《角膜塑形用硬性透气接触镜说明书编写指导原则（2020年修订版）》中明确规定，镜片的内包装上必须注明镜片更换周期，镜片的实际使用寿命则遵照眼科医生建议，定期更换镜片。一般情况下，如果日常护理到位，OK镜的使用寿命为1.0~1.5年，如果磨损严重或超出很长时间，建议咨询医生是否更换镜片或重新验配。

那么，如何分辨OK镜是否要更换呢？可以重点关注以下方面：

屈光度数明显发生变化：学龄期的孩子眼睛还在发育，眼轴、角膜曲率、晶体屈光度等相关参数也会随之发生变化。视力也可能有比较大或小的变化。

如果发现孩子眼部的蛋白质、脂质等分泌物沉积在镜片表面，导致透氧性下降，影响角膜正常的氧气交换，也有可能会导致微生物的附着，造成眼睛感染的风险，需定期检查镜片。

OK镜多采用硬性材质，在日常清洗揉搓的过程中易产生划痕。少量划痕不影响正常配戴，但是如果有密集的划痕，镜片轻微变形，会增加角膜损伤或者破裂的风险，也会影响OK镜的塑形效果。

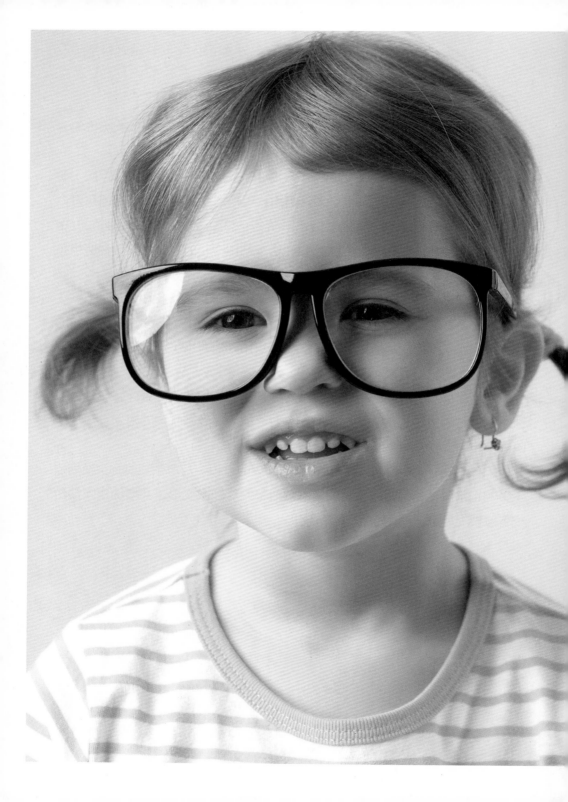

第六章
视力问题大不同，要针对性保健

  本章主要介绍各种常见视力问题的针对性自然保健疗法。针对真假性近视、远视、散光、弱视、斜视等视力障碍，我们先了解其形成原因和日常表现，并听从专业医生的建议，制订适合个人的视力保健计划，在家进行针对性的视力保健游戏，让孩子的视力问题可防可控。

假性近视

什么是假性近视

假性近视就是指看远不清楚，到医院经过专业检查后，眼睛既没有发生器质性病变，散瞳验光后也没有明显的屈光度，并且经散瞳验光或休息后，可以恢复到正常视力水平。

真假性近视的区别在于：真性近视的睫状肌弹性下降，眼轴被拉长固化后，由看近转为看远时，眼轴不能恢复到正常的长度，导致看远不清；假性近视的眼轴则1是暂时被拉长的，睫状肌放松比正视眼迟缓，经休息或治疗后，睫状肌还能恢复弹性而变松弛，眼轴能恢复到正常的长度，视力恢复正常。

假性近视虽然可以恢复，但却是真性近视的前期阶段，如果用眼习惯仍然不注意，假性近视持续下去，量变引起质变，会发展成真性近视。

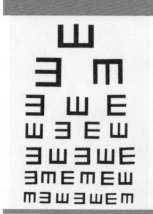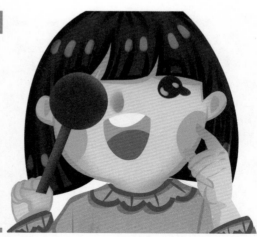

视疲劳的症状

假性近视通常会出现眼疲劳、头痛和视力模糊等视疲劳症状，具体如下：

- 长时间看书、近距离用眼后头痛、困乏。
- 注意力不能集中，学习效率低。
- 阅读速度慢，记不住读过的东西。
- 从黑板上抄写笔记困难。
- 看近处时间长后看远处不清楚，而看远处后再看近处也不清楚。
- 阅读后眼睛疲劳、眼疼、眼酸、眼干、不舒服，视物重影。
- 阅读时文字移动、跳动、游动或在纸面上漂浮。
- 阅读时偶尔会"串行"。

假性近视需不需要配镜

如果出现了假性近视，则预示着孩子的眼肌疲劳和眼调节均处于紧张状态，实际不是真性近视。

这个阶段还不需要配眼镜，因为配镜会使处于痉挛状态的睫状肌缺少恢复松弛的机会，只会加重近视，并逐渐僵化为不可逆的真性近视。

药物法治疗

假性近视的药物治疗通常使用扩瞳药物和解痉药物两类。这两类药物都可使睫状肌麻痹放松，对假性近视有治疗效果，但疗效较慢。使用药物法治疗需遵循专业医生的指导。

扩瞳药物治疗	方法：用0.05％阿托品或2％后马脱品滴眼液点眼，每日1次，在晚上临睡前点眼，第2天瞳孔恢复正常，连续3天。
解痉药物治疗	方法：用0.25％托吡卡胺（双星明）滴眼液滴眼，每日滴眼1次。

总的来说，大部分治疗近视的"眼药水"的作用是放松睫状肌，放松眼调节，对治疗假性近视有一定的效果。但药物都有不良反应，必须在眼科医生的指导下进行。药物治疗属于辅助手段，最终还是要改变不良的用眼习惯，才能起到根本的作用。

仪器法治疗

仪器法治疗就是指借用光、电、穴位按摩、针刺等疗法仪器来进行治疗，对治疗假性近视有一定的效果。但这都是辅助性治疗手段，具体使用需遵循专业医生的指导。

部分治疗仪采用图像距离的远近变换，目的也是锻炼睫状肌功能，增强眼睛的调节功能。部分治疗仪是用放松眼睛的过度调节，提高视中枢的兴奋性，达到改善视功能的目的；还有部分治疗仪靠提高视中枢和视细胞兴奋性，提高远视力和近视力。

视力保健法治疗

假性近视阶段的视力保健原则主要就是"治假防真"，及时治疗假性近视，防止其发展为真性近视。

那么到底该怎么做呢？通过放松眼肌，让眼睛得到充分的休息，结合专业的治疗，视力可以恢复正常。

治疗假性近视包括视力保健、药物法、仪器法等，其中以视力保健的自然疗法最为重要和有效，其他方法为辅。

预防近视最直接、最有效的方法就是让眼球动起来，经常转动眼睛能锻炼眼外肌的调节功能，使眼外肌不易被拉长或变形，可有效地防止近视的发生。其实防治假性近视也是同样的道理。

增加户外时间

长时间近距离用眼，导致远视力得不到锻炼，看远功能调节不足，拉长了眼轴。要让孩子每天保证足够的户外看远时间，如果在户外还是近距离用眼，效果并不明显，最好进行登山望远等运动锻炼。

改变不良的用眼习惯

家长要多监督孩子改变不良的用眼、揉眼习惯。学习、阅读时，把控好时间、距离，每半小时望远休息10～30分钟，不要趴在桌子上学习。书桌、灯具等学习辅助用具尽量选用有护眼功能的。对于学龄期的儿童而言，养成良好的用眼习惯是治疗假性近视的基础。

放松睫状肌，适当眼调节

包括贝茨视觉训练法、远眺法、雾视法、眼保健操、手指操、晶状体运动操、眼球运动、球类运动等。这些视力保健方法均可以放松睫状肌紧张，消除视疲劳，减轻眼肌对眼球的压迫，防止拉长眼球轴，放松身心。

促进左右脑的平衡发育

拥有好视力与左右脑的平衡运用也有关系：左脑的功能偏强时，易产生近视；右脑的功能偏强时，易产生远视。因此，运用交叉运动游戏训练，可促进孩子左右脑的平衡发育。

防治假性近视需要持之以恒地锻炼。相较于初高中，学龄期儿童的学业并不是很重，家长还是要放平心态，让孩子养成良好的用眼、护眼习惯，坚持练习，可以有效地防治假性近视。

真性近视

什么是真性近视

真性近视又称轴性近视，是由于先天或不注意用眼卫生，使眼轴变长，致使平行光线入射眼球后，焦点落在视网膜前而不能成像清晰。

近视按矫正度数可以分成低度、中度、高度及超高度近视：300度以下的近视称为低度近视；300~600度之间称作中度近视；在600度以上则称为高度近视；1000度以上即为超高度近视。

中低度真性近视的主要症状为远视力减退，由于眼轴变长，看近时的焦点能落在视网膜上，可以看清，但看远时就会变得模糊，配镜矫正后可获得正常视力。

高度真性近视是指近视度数大于600度，伴有眼轴延长、眼底视网膜和脉络膜萎缩性等退行性病变为主要特点的屈光不正，有近视性的病理变化。

学龄期儿童近视的原因

近视是由眼轴过长或屈光力较强等因素导致的远处光线进入眼内后不能聚焦在视网膜上，视网膜上形成的是一个模糊的图像。先天遗传因素和后天用眼环境均可导致真性近视。

但学龄期儿童出现近视的原因大多与长时间近距离用眼有关。

原因一：上学阶段，学习、阅读、网课、电子屏幕等近距离用眼持续时间长，有的孩子学业重，长期每天学习非常费眼睛。

原因二：15岁以下的孩子，眼球还在发育阶段，眼睛的形态还有可塑性，眼肌持续紧张，导致眼轴不断被拉长，屈光度数不断上升。

真性近视需不需要配镜

经过散瞳验光检查后，经医生诊断为真性近视，就需要接受治疗了。戴框架眼镜是目前矫正近视最有效、最安全的方法。

因此，出现真性近视后，应积极进行早期视力矫正，不仅方便日常学习、生活，也会减轻视疲劳，避免眼轴进一步变长，有效控制近视和散光的发展。

有条件者可根据医生建议佩戴MC镜或OK镜，以减轻看近时的调节度，对控制近视的发展也有好处。

养成用眼好习惯

- 保持正确的读书、写字姿势，不要趴在桌子上或扭着身体。书本和眼睛应保持约33厘米的距离，身体离课桌应保持一个拳头的距离，手应离笔尖约3厘米。

- 读书、写字时间不宜过久，持续30～40分钟后要有10分钟的休息。多远眺，多看绿色植物，多做眼保健操。

- 要在适当的光线下读书、写字，光线最好从左边照射过来。不要在太暗或者太亮的光线下读书、写字。

- 积极参加体育锻炼，保证每天能参加1小时的体育活动。

- 写字不要过小过密，更不要写斜字、草字。

- 认真做眼保健操。

- 看电视时，眼睛与荧光屏的距离不应小于荧光屏对角线长度的5倍；在持续看电视30~40分钟后要有一个短时间的休息，让眼睛放松一下。

近视治疗仪不能治愈真性近视

如果家里有近视的孩子，家长可能都听过"近视治疗仪"，这种"高科技"到底有没有用？

现在的各种治疗仪，作用都是减轻视疲劳、刺激视细胞、营养视神经，对于假性近视有一定的效果。但这些治疗仪不能改变眼轴的长度，对真性近视眼基本没什么作用。真性近视产生后，只能改变长时间近距离用眼的习惯，延缓度数加深。

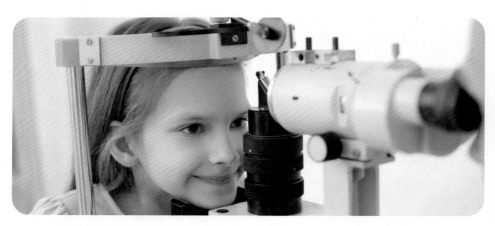

视力保健治疗

对于真性近视的治疗，更多在于防控近视度数的加深。以下是一些适合学龄期儿童视觉训练的视力保健方法，在家就可以轻松操作。

平衡左右脑交叉游戏

人体左脑负责逻辑思维，起到逻辑、理解、记忆、分析以及语言等功能，又称为"语言脑"；右脑负责形象思维，在空间、形象、记忆以及对美术、音乐、想象等方面起主要作用，被称为"艺术脑"。

近视和远视都反映了左右脑的不平衡：近视的孩子左脑功能占优势，远视的孩子右脑功能占优势。每天让近视的孩子做做大脑游戏中的交叉运动游戏、训练左右脑游戏、大脑融合游戏等，促进左右脑的平衡发育，是提高视力的第一步。

绕椅S形运球	把两张椅子分开放置，绕着椅子运球，以S形方向前进、绕回。

手触脚尖	双脚分开站立，双臂平举。 弯腰屈身，用右手触碰左脚，起腰直身； 弯腰屈身，用左手触碰右脚，起腰直身。 可反复进行多次。

手肘碰膝	双脚分开与肩同宽站立，双臂平举； 抬高左膝，弯曲右手肘，彼此相碰触，再回到原位； 抬高右膝，弯曲左手肘，彼此相碰触，再回到原位。

手拍脚掌	双脚分开与肩同宽站立，双臂平举； 右脚踏下，左腿跳起同时弯曲抬起，使脚掌朝内，用右手掌拍左脚掌； 左脚踏下，右脚跳起同时弯曲抬起，使脚掌朝内，用左手掌拍右脚掌。

前拍后打	双脚分开与肩同宽站立，双臂平举； 右脚踏下，左腿跳起同时在身前弯曲抬起，使脚掌朝内，用右手掌拍左脚掌； 左脚踏下，右腿跳起同时在身前弯曲抬起，使脚掌朝内，用左手掌拍右脚掌。

交叉仰卧起坐	平躺，双膝弯曲，双手的手指交互紧握枕在头下； 上半身坐起，用右手肘碰触左膝，躺下； 再将上半身坐起，用左手肘碰触右膝。

想象游戏

可以通过训练想象力的游戏，提高视力。大一些的孩子可以做贝茨视觉训练等，放松大脑，减轻身心压力，提高视觉灵敏力；小一点的孩子可以做一些简单有趣的想象游戏。

鼻子魔力画

玩法：想象自己的鼻子是一支魔力画笔，我们可以转动头部，用魔力画笔画出远方物体的轮廓，如远方墙壁上图画的轮廓，对面柜子的轮廓，或者对面的人的轮廓。

用魔力画笔画画的时候，不仅要转动眼睛看事物的轮廓，还要转动整个头部。

眼球运动游戏

远眺法、雾视法、眼保健操、晶状体运动操、手指操、隐形笔游戏等眼球运动游戏可以缓解眼肌疲劳，消除视疲劳，减轻眼肌对眼球的压迫，防止近视儿童的眼球轴长被进一步拉长，减缓近视眼度数的上升。

上下左右训练法

平躺下来，在眼睛的上、下、左、右四个方向各选择一个参照物，然后按照上、下、左、右的顺序（可随意更改顺序），依次看这四个参照物。一天锻炼3~5次，每次5~10分钟即可。

转眼球训练

将头部固定在一个点，然后把眼球先向左转20下，再向右转20下，每天练习2~3次即可。

眨眼睛训练

这个训练随时随地都能做，经常眨眼可以刺激眼睛分泌泪液，保持眼部湿润，缓解眼睛疲劳、干涩等不适。

远视

什么是远视

远视指眼睛在调节放松的情况下，5米以外的物体经过屈光介质的折射，焦点落在视网膜后面，在视网膜上不能形成清晰镜像。

低于300度（+3.00 D）的是低度远视。

在300~500度（+3.00 D~+5.00 D）之间的是中度远视。

高于500度（+5.00 D）属于高度远视。

远视的原因

出生后婴儿都属于生理性远视眼，随着身体的发育，眼球增大，前后直径也随之变大，远视度数逐渐下降，向正视的方向转变。婴儿期生理性远视眼是因为眼球直径短于正常眼直径造成的。

但有的孩子在幼儿期时，眼球发育迟缓或者发育停滞不前，眼球直径未长到正常的长度，没有完成正视化，导致成为病理性远视眼。高度远视的儿童若在6岁前未得到及时矫正，可发展为弱视。

造成病理性远视的原因多与遗传、外部环境影响有关。如果儿童眼轴发育期出现障碍，不能达到正常长度，会导致远视；如果发生眼内肿瘤、眼眶肿块、球后新生物或视网膜脱离等眼部疾病，也会影响眼球前后径长度，形成远视。

儿童不同年龄阶段生理远视参照值

年龄 / 岁	3	4 ~ 5	6 ~ 7	8	9	10	11	12
屈光度 /D	+2.75	+2.25	+1.75	+1.50	+1.25	+1.00	+0.75	+0.50

远视眼的日常表现

当儿童出现视近物模糊、视远物清晰，或者远、近物体都看不清，经常眼球酸胀、眼眶痛、头痛，看不清课本、黑板，不能集中注意力，需要立即就医诊断。

视力模糊	远、近视力都有所下降，看远看近都不清楚。近距离学习不能持久，看书阅读后，感觉视物模糊、眼球酸胀，需休息一会儿才能继续阅读。看不清课本、黑板，不能集中注意力学习。
视觉疲劳	与近视相似，这也是远视眼常见的症状，甚至比近视更危害更大。因为远视眼看远看近都不清楚，需要眼肌持续进行调节工作，视疲劳现象要比近视眼更加严重。轻中度远视眼比高度远视眼更容易发生视疲劳。
内斜视	远视眼要不断地调节，否则中高度远视眼儿童容易形成内斜视。而且远视长期得不到矫正，会形成弱视。
眼部变化	常见眼球较小、前房浅。眼底检查可发现视盘小、色红、边缘不清、稍隆起、类似水肿或视盘炎。

远视眼的检查

视力下降

轻度远视者远视力正常，近视力等于或小于1.0；中、高度远视者的远近视力都小于1.0。

散瞳验光

远视也必须做散瞳验光，散瞳后有远视度数，且大于散瞳前的度数，戴凸透镜后远视眼的矫正视力提高。

眼位检查

中高度远视眼大多有眼睛内斜视。

眼底检查

远视眼有典型的眼底表现，视网膜有特殊的光彩，视神经乳头发红。

裂隙灯检查

高度远视眼的角膜小，前房浅。

眼 A 超检查

远视眼眼球前后直径短。

远视眼和老视眼一样吗

远视眼、老视眼都有视近物模糊、视远物清晰的症状，但并非完全一样。

老视眼是一种生理性改变，多因晶状体硬化、眼调节力减弱，视近不清，戴镜后能看近物、不能看远物，多发生于老年人群。

而远视眼则是一种屈光不正，平行光线进入眼内，聚焦于视网膜之后，多因眼球前后径短或屈光间质屈折力弱引起。戴镜后远近都可看清，可发生于任何年龄。

视力保健法治疗

儿童出现了远视，要定期检查视力、及时配镜矫治，同时还要注意日常眼部保健，可以更好地防控远视度数。

远视的治疗方法包括配镜矫治、手术矫治以及日常视力保健疗法，还要培养良好的用眼习惯。

眼部按摩操

每天做1～2遍，对缓解眼疲劳有较好的作用。

按摩睛明：轻闭双眼，用手指轻按睛明穴（位于鼻根部紧挨两眼内眼角处）。

按摩眼球：用双手食指从两侧内眼角开始，沿上眼睑，以轻柔手法按摩至外眼角，操作时微闭双眼。

推眼皮：用双手拇指和食指指腹相对，置于下眼皮正中，然后将拇指和食指沿下眼角分推到两眼角处。再以同样手法按摩上眼皮。

转眼球：按顺时针和逆时针方向各旋转眼球15次。

按下眼眶：用双手食指沿上下眼眶从外到内推到两眼角处，再以同样手法从内到外按摩15次。

大脑放松游戏

让孩子平躺下来，微闭双眼，身心放松，然后家长在旁边用温柔的语调引导孩子想象一个场景，让孩子充分发挥自己的想象力。在冥想和放松中，缓解眼部的压力和疲劳，改善远视。

摇摆小球游戏

准备几个白色小球和一盒彩笔，陪同孩子用对比鲜明的彩笔在球上画上孩子喜欢的图案，然后用绳子固定，并悬挂在高处。

孩子躺在小球的下方，家长用力推动小球，让小球不停地摇摆起来。孩子可以尝试用鼻尖的隐形画笔追随移动的小球，并把小球上的图案描绘下来。

养成用眼好习惯

- 不要长时间近距离用眼，注意中间休息。连续学习30分钟至1小时，需休息10～30分钟。休息时可以看远处，做眼保健操或护眼小游戏。

- 定期检查、监测视力变化。

- 平时注意多眨眼，避免眼球干燥。

- 保护眼睛免受阳光或其他强光直射。

- 避免眼外伤。

- 不要过度用眼，避免熬夜，保证充足的睡眠。

- 学习灯具要选择护眼的，尽量在光线柔和、采光明亮的地方学习。

- 多吃各种新鲜水果、绿色蔬菜、鱼和鸡蛋，多喝水，可缓解视疲劳、眼干。

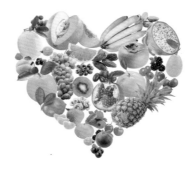

散光

什么是散光

散光是一种屈光不正，指平行光线经眼屈光系统折射后不能在视网膜上形成一个焦点，而是形成两条焦线或数条焦线，最终在视网膜上形成朦胧的图像。

散光可分为规则散光与不规则散光。

如果光线在视网膜前后能形成两条主轴焦线，可以用柱镜框架眼镜片矫正，就是我们常说的散光。

由于眼病使角膜表面凹凸不平，各子午线的弯曲度不规则，光线经过角膜后，被折射得杂乱无章，无法在视网膜上聚焦成像，也不能用眼镜矫正的散光，需用角膜接触镜矫正。

散光的原因

散光眼多由先天发育不良产生，还有少部分人因后天眼病形成，比如角膜疾病、外伤、眼睑肿物、眼科手术等。

遗传因素

很多孩子的散光与先天遗传因素有关，如果父母任意一方患有散光，儿童及青少年的散光检出率比父母双方均无散光者更高。

在近视75度以上的人群中，散光检出率达到35%~40%。高度近视或远视患者更易患散光。

后天环境因素

- 眼外肌张力和眼睑压力可影响角膜形状，从而导致散光。

- 如果用眼习惯长期不良，写字的姿势不正确，趴着、躺着、歪着看书、电子屏幕，缺乏户外活动等也可能引起散光。

- 疾病、外伤、手术等均可导致角膜和晶状体的曲率变化，引起散光。

- 较正常体型儿童而言，肥胖儿童和青少年的散光检出率更高。

- 营养不良可导致角膜硬度降低，增加患角膜散光的风险。

散光的日常表现

视物不清

轻度散光的孩子视力一般正常，但如果发展为中、高度散光，也会形成远、近视力减退。

视疲劳

散光严重的孩子视物重影，近距离学习不能持久，处在特定的散光角度上的眼肌容易疲劳。有眼痛、流泪、头痛等表现，头痛尤以前额部明显。

喜欢眯眼

部分散光的孩子想要视物清晰，就会眯眼看东西，这是因为生理性借助眼裂隙作用减少视觉干扰，提高视力。这种习惯性的眯眼动作很容易产生眼肌疲劳。

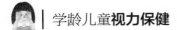

偏头斜视

有斜轴散光的孩子为了看得更清楚，喜欢歪头看，久而久之导致斜视，散光矫正后可以逐渐恢复。

视力减退

单纯散光可导致视力轻度减退，复性散光、混合散光的视力减退更大，且因矫正不良而易形成弱视。

散光需要配镜吗

如果儿童期发展为中高度散光，看东西也会不清晰，可以用散光镜片来矫正，降低散光的发展速度。不规则散光难以用框架眼镜达到效果者，可考虑角膜接触镜。

对于散光度数很低，加上散光片后，视力并没有明显提高，也没有明显的眼痛、头痛症状，可以不戴儿童散光眼镜。

散光的度数和角度的检查需到医院进行专业检查，配镜要力求准确，才能达到矫正的目的。

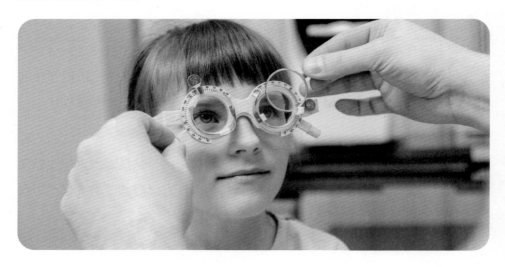

视力保健治疗

儿童散光眼的视力保健治疗包括交叉运动游戏、隐形画笔游戏、画图案排列游戏、小火车游戏、远方凝视、转眼运动、推拿操等。

小火车想象游戏

家里有带轨道的小火车，可以用来辅助治疗儿童散光。这个游戏运用右脑的图形记忆，让眼睛按特定的角度运动，以达到放松眼肌的目的。

- 按散光处方上的散光角度，把小火车轨道摆成"8"字形的轨道。先用隐形画笔沿垂直轨道扫动几秒，闭上眼睛重复上述动作。

- 睁开眼睛，用隐形画笔沿水平轨道扫动几秒，闭上眼睛重复上述动作。

- 再睁开眼睛，用隐形画笔沿"8"字形轨道扫动几秒，闭上眼睛重复上述动作。

- 睁开眼睛，记住小火车轨道的画面。闭上眼睛想象火车驶过全部轨道。

- 做2遍以后，家长可以引导孩子想象一些具体情境。比如闭眼想象这辆火车开始驶入神奇的森林里：一群调皮的小猴子跳上了火车，一会儿一群小白兔跳上了另一节车厢，又接上了一车厢香蕉、一车厢胡萝卜、一车厢大象……车厢越来越长，沿着摆好的轨道，轰隆隆驶出森林……

眼部推拿操

天应穴：先用双手拇指轻轻揉按天应穴。

睛明穴：再用一只手的拇指轻轻揉按睛明穴（鼻根部紧挨两眼内眦处），先向下按，然后向上挤。

四白穴：接着用食指揉按面颊中央部的四白穴（眼眶下缘正中直下一横指处）。

太阳穴：然后用拇指按压太阳穴（眉梢和外眼角的中间向后一横指处）。

轮刮眼眶：最后用弯曲的食指第二节内侧面轻刮眼眶一圈，由上到下，使眼眶周围的攒竹、鱼腰、丝竹空、瞳子髎、承泣等穴位受到按摩。

凝视远方绿景

- 找一处 10 米以外的草地或绿树远眺。绿色由于波长较短，成像在视网膜之前，促使眼部调节放松、眼睫状肌松弛，可以减轻眼疲劳。
- 不要眯眼，不要总眨眼，排除杂念、集中精力、全神贯注地凝视 20 秒，辨认草叶或树叶的轮廓。
- 接着把左手掌放在略高于眼睛前方 25 厘米处，逐一从头到尾看清掌纹，大约 10 秒。
- 看完掌纹后再凝视远方的草地或树叶 20 秒，然后再看掌纹。以上步骤可反复进行 5 ~ 10 分钟。

转眼运动

- 双手托腮，让眼球按上、下、左、右的顺序转动 10 次。
- 接着再逆时针、顺时针各转动 10 次。

以上步骤可反复进行 3 ~ 5 分钟。

图案排列训练

可以使牵引散光轴位的眼肌得以放松，达到治疗散光的目的。

- 根据散光的验光结果，找出特定的散光轴位角度，如右上左下（右斜轴）、左上右下（左斜轴）、左右（水平轴）、上下（垂直轴）等，在各种角度的虚拟直线上做移动眼球的练习。

- 做游戏时，让孩子在白纸上画一条直线，直线的方向与孩子验光处方的散光角度相一致，在直线上画一系列姿势不同的动物。

  例如 50 度的散光，画一条 50°的斜线，在上面再画一排飞行的小鸟、游动的小鱼等。

  180 度的散光，就可以画一条水平线，再画一些喜欢的小动物、植物，以及各种景物等。

- 画好以后，让孩子的眼睛沿直线一一扫视。眼睛扫视时，头不能动，只用眼球做上下、左右的滑动。

- 扫视几秒钟后，闭上眼睛，让孩子想象纸上的画面，随直线上的动物或景物延伸，跃出白纸，一直跳到户外的蓝天白云上、绿色的草原森林里……

  如果左右眼散光角度不同，需按不同的散光角度画两张图，先遮住一眼，一次练习一只眼。

弱视

什么是弱视

弱视是指单眼或双眼最佳矫正视力低于相应年龄的视力，但眼部检查无器质性病变。在儿童视觉发育期，由于单眼斜视、未矫正的屈光参差，高度屈光不正及形觉剥夺引起的单眼或双眼最佳矫正视力低于相应年龄的视力，或双眼视力相差2行及以上。

弱视不是屈光力的问题，是眼功能不正常，配镜后视力也达不到1.0，没有眼球组织的病变，但是视功能发育不正常。弱视的裸眼远视力和矫正远视力均低于0.9。

通常我们的眼睛看不清楚可以大致分为三种情况：

情况一 是屈光不正引起的，如近视、远视、散光等，可以戴眼镜提高视力。

情况二 视功能发育不好引起的弱视，虽然看不清，但在8岁前及时进行科学治疗可逆。如果超过这个年龄未及时得到诊断治疗，导致延误治疗时机，可造成终生视力低下。

情况三 是由各种角膜、晶状体、视网膜及眼神经等眼病引起的，眼球组织有病变，视力下降，光戴眼镜不能提高视力，需经过眼科治疗，提高视力的程度不一。

弱视的原因

不同类型的弱视是由不同的原因造成的。

屈光不正性弱视

儿童出现视觉不足后，早期检查未及时发现矫正，长期下去使视网膜传入大脑的图像质量下降，最终出现屈光不正性弱视，之后很难将双眼视力矫正到1.0。需要戴用完全屈光矫正眼镜、参加视觉训练来逐渐提高视力，但矫正时间较长，一般为2～3年。

屈光参差性弱视

这类弱视的孩子两眼度数相差太大，大脑为了保证看物体清晰，会压制模糊眼，孩子会因双眼视像的相互干扰而发生视觉疲劳，久而久之，模糊眼会出现失用性弱视。这种弱视经过矫正也是有可能恢复视力的。

斜视性弱视

单眼斜视易出现复视，会抑制由斜视眼传入的视觉冲动反应，大脑会选择性地排斥斜视眼工作，斜视眼黄斑功能因长期被压制，形成弱视。这种弱视属于继发性的、功能性的，通过早期合理的矫治，绝大多数可以恢复。

先天性弱视

先天性弱视主要受遗传影响，视网膜发育不良，眼底没有明显异常，经治疗后视力提高有限或不提高。

形觉剥夺性弱视

由于先天或后天的因素，外界光影的刺激不够或被阻断，导致视觉发育异常或低下。如先天性白内障患儿和先天性角膜浑浊的患儿，瞳孔被遮盖，视网膜的功能和发育被剥夺，会形成弱视。很多白内障孩子做完手术仍然视力很差，需要长期的弱视治疗。

还有一种形觉剥夺性弱视是因遮盖不当，比如给3岁以下的儿童治疗单眼弱视时，如果遮盖健眼时间过长，可能会导致健眼弱视。如果单眼出现眼疾，如眼外伤、眼手术后，单眼包扎时间过长，也会出现弱视。

弱视的日常表现

如何辨别孩子是否有弱视眼，日常表现如下：

- 弱视两只眼睛的注视方向不一样。出生6个月以内就出现"对眼"情况的婴儿，发生弱视的概率比较高。

- 看东西时喜欢眯眼、偏头，看电视时总是凑得很近。有些年龄很小的宝宝会表现得对周围环境不感兴趣。

- 眼睛有拥挤现象，单个字识别一般不会有什么问题，但看同样大小成行成排、比较"拥挤"的字时，就比较吃力。

- 患有形觉剥夺性弱视的孩子，眼睛在外观上会存在异常，如黑眼球中间出现白色的反光等。

- 弱视的孩子由于视力低下，也会出现身体其他方面的发育异常，如肢体活动不协调、左右不分、说话颠三倒四等。走路表现为深一脚浅一脚，容易碰撞周边物体。

- 缺乏立体视觉，对物体的远近、凹凸、深浅、粗细缺乏空间感和立体感。阅读易串行，写字常出现重叠、不整齐、不成行的现象，做精细的手工困难。

- 有斜视倾向。单眼弱视容易让孩子习惯使用健眼视物，久而久之，就可能引起斜视。

弱视都是可逆的吗

弱视如果发现得早，大多数是可逆的，可以治愈。

在儿童视觉发育期（8岁以前），因为先天和后天因素的影响，孩子的视功能发育混乱，造成单眼或双眼视力低下，既查不出其他眼病，又不能用眼镜矫正，就形成了弱视。

其中，0~3岁为弱视的易发期。大多数情况下，弱视都是在视力筛查中被发现的，所以婴幼儿尽量都要进行弱视筛查，尤其是3岁前。如果怀疑幼儿存在弱视，特别是单眼视力差，双眼运动不协调，常歪头看周围物体，或存在其他导致弱视的诱因，特别是有斜视或先天性白内障家族史的患儿，应及时到眼科就诊。

8岁以上儿童，视觉已接近成人，大多能抵抗诱发弱视的病因，一般不会形成弱视。

8岁前是视功能发育的关键期，具有很大的可塑性，是治疗的敏感期。弱视若能早发现、早治疗，大部分都能治愈。一旦延迟到8~10岁后，弱视可能基本无法治愈了。

弱视的治疗效果还与其他因素有关：屈光不正性弱视的疗效最好，其次为屈光参差性弱视，斜视性弱视、形觉剥夺性弱视的疗效最差。弱视程度轻，疗程短，疗效好；程度重，疗程长，疗效差。

视力保健治疗

早期发现和早期治疗，是成功治疗弱视的关键。很多孩子发生弱视都较早，年龄也小，而弱视恢复的训练过程比较枯燥和漫长。

弱视治疗是一个为期1~3年的长期过程，在遵从医生治疗方案的情况下，家长要有足够的耐心，带着孩子坚持治疗，才能达到预期效果，切莫半途而废。以下是在家中就可以轻松操作的视力保健治疗方法。

双眼单视功能训练

准备一个高度为20～30厘米、直径为2～3厘米的圆筒。

放于一只眼睛前，将另一只手掌紧靠在圆筒旁。

具有双眼单视的人此时能在手掌上看见一个窟窿（圈）。

单眼弱视的人，首先看到的或者是一个窟窿（圈），或者是手掌，只有在练习成功后才能同时看到窟窿（圈）和手掌，而后才能逐渐看到视力正常人看到的景象。

眼罩法和精细作业联合训练

眼罩法和精细作业训练法联合训练适合单眼弱视的孩子，能提升弱眼独立工作的机会，让弱眼视力逐渐提高到与健眼相等的水平。

让好眼戴上眼罩，孩子用弱视眼做精细工作，如数豆子、穿圈、刺绣等，让弱眼得到锻炼的机会，提升弱眼的精细工作能力和视细胞的敏感性，加强手、眼、脑的协调能力，以促进弱视眼的视力提高。

硬币交替注视训练

将各种玩具、图片、硬币等交替放置于桌子左右两侧。

家长坐在孩子对面，观察孩子的位置，同时将1枚硬币放于桌子的右侧，让孩子用同侧眼睛辨认朝向孩子的硬币是"反面"还是"正面"；然后在桌子两侧分别放置1枚硬币，让孩子辨认硬币的面值、正反面，以完成左右眼互相交替的注视训练。

穿圈训练

孩子手持用铁丝做的直径为1厘米的圆圈，用弱视眼盯住圆圈，同时尝试将一根铁丝穿过圆圈。每日反复训练，直到能迅速准确地穿过圆圈为止。此方法不适合弱视严重的孩子。

眼肌训练

需要孩子一直注视目标，并追随目标（目标摆动方向和速度可以根据不同情况进行调整）。家长取一根能调整摆动方向和旋转速度的棒杆，让棒杆做水平运动或做旋转运动或向斜向运动。

孩子在保持头部不动的情况下始终注视棒杆尖端，以训练眼肌运动。

刺点训练

正常注视或经过注视训练后恢复为中心注视的孩子可选用本训练。弱视严重的孩子在训练初期不能刺准图画，但经过反复训练后可准确刺点。

家长可在普通白纸上用点和线画出各种动物或物体作为孩子的训练图画。

训练时要先遮住正常眼，用弱视眼看图形，手持不锋利的针型玩具，针对图形刺每个点。

集合训练法

孩子下颌保持不动，眼睛盯住某目标（比如玩具、小球等）。

家长将该目标逐渐向孩子的眼睛靠近，再让目标逐渐远离孩子。如此反复进行，可以训练孩子眼睛的集合力。

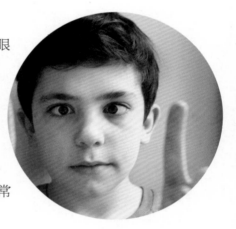

什么是斜视

斜视指眼外肌协调运动失常导致双眼不能同时注视同一物体，一眼注视目标时另一眼视轴偏离目标的现象。外观上可见斜视眼某一侧有"眼白多"的现象出现，比别的眼病更容易被发现。

斜视的患病率约为3%。除了影响美观外，还会导致弱视、双眼单视功能异常等，患者可能出现自卑心理。

斜视的原因

人的双眼要保持在一个正常的位置，两眼球还要能够同时灵活地上下左右转动，是由6条眼肌能够平衡地收缩舒展而进行的。当各条眼肌肌力强弱不平衡，或控制眼肌运动的某神经受阻，使眼肌运动失去了平衡，两眼就不能同时注视同一目标，就会出现一眼注视目标，另一眼偏离目标向一侧注视，导致斜视。

斜视发生的原因比较复杂，通常由先天或后天的因素导致。有的婴儿出生时就存在斜视，有些出生几个月后出现斜视，有些是长大后或成人后出现的。儿童斜视常见于以下原因：

- 先天性神经肌肉发育不良，甚至眼外肌天生缺少或畸形。
- 家族或父母中有人患斜视，斜视既可以是直接遗传，也可以是隔代遗传。
- 唐氏综合征等染色体变异、基因疾病。
- 难产、宫内窒息、产钳助产或剖宫产等因素可对眼部产生损害，使得支配眼球的神经、肌肉发生异常。
- 儿童具有明显的屈光异常，如远视眼、近视眼、散光等。
- 麻疹病毒感染等其他后天疾病，会累及眼肌。

斜视的日常表现

儿童斜视有哪些典型症状呢?

- 一只眼注视目标时，另一只眼出现偏斜，但部分孩子偏斜并不明显，或呈间歇性，很难发现。
- 孩子眼球转动时出现不同程度受限或正常。
- 复视现象。将单一目标看成两个影像。
- 出现头晕、恶心等症状，患者常会自动闭上一只眼睛，以减轻复视的干扰，因为复视干扰而引起辨向能力丧失。
- 有些斜视孩子常采用偏头、侧脸等一些特殊的头位来克服视物时的不适。

- 畏光，强光下习惯性眯着或闭着一只眼。
- 容易出现视疲劳，视物不能持久，害怕注视尖锐物体或相同物体密集摆放排列。
- 合并屈光不正、弱视时，视物模糊、视力低下。

斜视性屈光不正需要配镜吗

斜视眼往往伴有屈光不正，配镜也是治疗斜视眼最重要的措施之一。有的因屈光不正产生的斜视，戴上眼镜后，斜视眼可恢复成正位眼。

配镜时需要散瞳验光配镜，每半年要重新验光，配镜也需要遵医嘱更换。内斜的远视、外斜的近视都可以矫正，外斜视可用棱镜片矫正，刺激视网膜功能增强。

视力保健治疗

单纯的斜视经过积极科学的治疗，一般可以逐渐改善，但一定要早发现、早治疗。主要包括非手术治疗和手术治疗，大多数斜视需要手术治疗，其他治疗方式的效果不佳，只能作为辅助手段恢复。

斜视手术并不复杂，创伤也不大，大多可以当天出院。术后视觉康复训练非常重要，家长一定要遵医嘱带孩子坚持完成训练，不可半途而废。也有一些孩子的斜视经过手术治疗后，还是很难恢复正常，但家长还是要带孩子多做一些视力保健。把纠正斜视眼位的训练融合在游戏中、生活里，孩子有兴趣，也容易接受。

眼球正位训练

这些眼球正位训练都能吸引斜视眼球偏向反方向，既能训练眼肌，也能锻炼晶状体的调节功能，是以引导而非强迫的方法来使斜视归正。

如果孩子年龄小，可以利用鲜艳的颜色、有趣的玩具，吸引孩子的注意力，引导斜视眼球转向正常的方向，使眼位回到正中央的位置。拿一些能发声、能闪闪发光的玩具，在孩子斜眼的相反方向，慢慢移到他眼前，再拿开。

大一些的孩子可以玩球类游戏，和孩子玩足球、乒乓球，尽量把球传到与孩子斜眼相反的方向，孩子为了接到球，眼睛会往那个方向转，对增强眼肌的肌力有好处。

还可以经常做转动风车训练、拉风箱运动训练等，可吸引斜视眼球向偏斜的相反方向运动。

按摩理疗

按摩理疗可用来治疗共同性斜视，可以解痉松肌、调节经脉、明目祛风，对麻痹性斜视也有一定的作用。

- 孩子坐位或仰卧位，家长用拇指指腹从孩子的印堂穴开始，沿两侧眼眶周围，进行时长为 1 ~ 3 分钟的轻揉。
- 家长用中指指腹按揉孩子的攒竹穴、睛明穴、承泣穴、瞳子髎穴、鱼腰穴、球后穴、丝竹空穴各 1 分钟。
- 让孩子取坐位，家长按上法，内斜延长按揉睛明穴 2 分钟；外斜延长按揉瞳子髎穴 2 分钟；上斜延长按揉球后穴 2 分钟；下斜延长按揉鱼腰穴 2 分钟。
- 让孩子取坐位，家长用拇指、食指、中指按风池穴、合谷穴各 1 分钟。

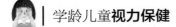

眼罩法

眼罩法可以遮住正常眼，让斜视眼独立使用，从而提高斜视眼的视力，并使控制斜视眼的大脑区域被刺激，锻炼大脑融合能力。

方法一
可以在眼罩上画上孩子喜欢的图案，并给家里的玩具也戴上小眼罩，可以一起做游戏，增加趣味性。
遮盖正常眼睛后，有意识地让孩子用斜视眼，观察注视细小目标，如画画、穿针、数豆子等，每天坚持20～30分钟，让斜眼得到锻炼，提高视力和注视能力。

方法二
戴上眼罩在音乐声中做摇摆游戏，让孩子戴上扮演海盗的眼罩，做交叉运动游戏、远近移动游戏等，促使大脑来帮助眼球肌肉放松。

操作眼罩法，需遵医嘱严格遵守打开好眼和定期复查的时间，以防好眼产生遮盖性弱视。如果眼罩法进行了2个月，斜视眼视力没有任何变化，就不再适宜用眼罩法了。如果有效，就应该继续遮盖，再遵守医生的指示，选择合适时间停止眼罩法。

融合功能辅助治疗

经手术"美容矫正"治疗后，斜视眼可以在外观上回到正位，但还需要做针对融合功能的治疗，才能真正达到"斜视功能矫正"。在医生的指导下，可以用同视机、立体镜、融合训练仪等仪器进行治疗，需每日进行治疗。但同视机训练的效果跟年龄和形成原因都有关，对因屈光不正产生的内斜视有较好的疗效。而对因眼肌肌力缺陷产生的内斜视，按年龄有不同的效果：对1岁半以内的内斜视几乎无效；2～3岁发生的内斜视，经手术矫正后，再进行正规的眼正位训练，可获得部分融合功能；5～6岁发生的内斜视，经手术矫正后，再进行正规的眼正位训练，可获得完全的融合功能，恢复双眼单视功能。